食品とからだ
免疫・アレルギーのしくみ

上野川修一 [編集]

朝倉書店

推薦の序

　"医食同源"の現代科学として誕生した食品機能学は，多くの食品に病気予防の働きがあることを実証する基礎科学へと成長し，発達の一途を辿っている．その応用として創出された機能性食品は"生活習慣病"のリスクを低減させる新食品として世界で認知され，開発の国際競争も激化している．これらに学界，産業界，そして官界の強い関心が寄せられている所以である．

　"機能"の主要な対象は免疫である．文字どおり"疫を免れる"（病気の回避）を意味する免疫は，ワクチンなどによる感染症の予防といった狭義から，生体調節による抗がん，抗アレルギーといった広義まで，その対象範囲を拡大させ，現代免疫学を総合的・先端的ライフサイエンスへと発展させた．しかも，免疫系を調節し，さまざまな病気の発症を抑止する主因の一つは"食"なのである．世界の学者たちは最近ようやくこのことに気づき始めた．が，すでに20年も前に，上野川先生は"食と免疫"に着目されていた．その炯眼に改めて敬意を表したい．

　本書は，グローバルにしてタイムリーな関心事である"食品免疫学"の最も重要な，そしてきわめて興味深いトピックスの数々を気鋭の学者たちが精選し，やさしく解説し，そして上野川先生が責任編集された力作である．同時に，今年度（平成14年度）いっぱいで定年退官される教授ご自身のエポックとなる記念的作品でもある．両様相俟ってその仕上がりは，類書の追随を許さぬ出来栄えである．この道の門を敲きたい学徒，社会人にはもとより，知識の再整理を試みたい専門家諸兄にも，是非ご一読をお奨めする次第である．

2003年1月

東京農業大学教授

荒　井　綜　一

推薦のことば

　健康を支える柱がバランスのとれた食にあることはいうまでもない．しかし，このままの捉え方では，新しい視点で「健康と食の分野」を切り開く必然性は見えてこない．まず，健康そのものを科学として理解することからはじめる必要があろう．一般通念的には，健康とは病のない状況であり，穏やかな水面のような感覚で捉えられている．しかし，表面から見るだけでは一見穏やかな水面も，水面下での激しい戦いが生体側にプラスに向いている結果であり，水面下では何ごともないということではない．栄養・代謝系，神経系，内分泌系，免疫系（広義の免疫，生体防御系）などの働きによって，全体の働きが"何ごともない"という表現型をとっているわけである．皮膚や粘膜などの構造上の防御機構，食細胞，NK細胞，補体などの初期防御系，T細胞，B細胞による進化した免疫系を含めて生体防御系として捉えているが，一般市民も理解しやすい表現としては免疫力を提唱している．健康は多くのシステムの働きで維持されているが，測定しやすいシステム，分野外の人々にも理解できるシステムとして生体防御系すなわち免疫力をとりあげ，健康を測る座標軸（物差し）を作ることは，賢明な試みといえよう．

　生体防御系の要素は，いずれもその能力の維持に絶え間のない細胞分裂や産生機構からの補給が必要とされる．当然栄養バランスによって大きく変動させられる．また，神経系，内分泌系からの影響とくに負の影響をうけやすいことは，多くのストレス状態での免疫力の低下という表現でよく知られている．栄養・代謝系，神経系，内分泌系の機能の変動は，それぞれのシステム固有の機能を通してのみならず，免疫力への影響を通して，測定し，把握することも可能である．生体防御系の特徴の一つは，その構成要素を質的あるいは量的に測定することが比較的容易である点にあろう．

　くり返すことになるが，まず健康を測定するための座標軸（物差し）を，生体防御系を活用して構築することから，健康へさらには健康をめぐる食のかかわりへのアプローチが可能となる．本書の構成はまさにその方向を目指すものであろ

う．健康のあいまいな捉え方を一変させ，健康をめぐる多くの問題が科学的評価にのるきっかけとなることを期待している．

2003年1月

九州大学名誉教授
野 本 亀 久 雄

序

　免疫系はわれわれのからだの外部から侵入してくる危険な病原体やからだの内部に新たに出現したがん細胞のような新生物を排除するしくみである．ところが免疫系はさらに懐の深いはたらきをしているのである．たとえば食品はわれわれの生命の維持に欠くことのできないものである．この食品は病原体のように毒はないが，免疫応答を誘導できる．しかし，食品は排除されてしまっては生命を維持することができない．われわれが深く信頼している免疫系はこの事情を察して両者を識別し前者は排除し，後者は受け入れている．すなわち，危険を認識しているのである．しかしまた，安全と認識され受け入れられているはずの食品がなぜアレルギーのような傷害作用を起こしてしまうのであろうか．そしてなぜ今その食品アレルギーが急増しているのであろうか．

　このように食品と免疫やアレルギーをめぐる問題は尽きることはない．

　本書は以上のような食品と免疫・アレルギーに関わる問題に答えるべく上梓されたものである．現在の食品化学や免疫学によって，はたしてこのような難問に十分な解答を出すことができるかどうかは編者にも100％の自信があるわけではない．しかしながら，この30年余りの免疫学の急激な進展，そしてそれと軌を一にしたアレルギー学の新しい展開は"食品と免疫・アレルギー"を論じ世に問うに十分なものではないかと考えた．特に免疫学における重要な領域である腸管免疫学の台頭は食品化学と免疫・アレルギー学の間にあった距離空間を完全に埋めた．その結果，今は食品と免疫・アレルギー学に関する新しい学問領域が創成されたと考えられる．

　さらに，国際的な食と健康に関する関心の高まりは留まるところを知らない．その高まりは食と免疫に関する領域にも及んでいる．いうまでもなく免疫の異常はアレルギーや感染症，がんを始めとする現代の難病の原因となっている．また同時に食品によって，これら難病を予防することも可能となっている．そしてこのような応用的な視点からの食品と免疫・アレルギーに関する研究は人類への福祉という観点から現代科学の最重要課題の一つとなっている．

本書は以上のような時代のあと押しを受けて生まれたものである．

　「第1章　免疫」は現代の免疫学の流れを把握することを目的とするとともに，後章で扱われる内容の理解を助ける目的で書かれた．「第2章　腸管免疫」は食品を中心とした経口的に入ってくるものに対応し，応答する腸管免疫について，これが免疫系のなかで最も大規模であると同時に独特の器官や細胞，抗体から構成されていること，そしてそれを用いて，食品や場合によっては病原細菌などに対して，どのような独特の働きをしているのか理解していただくために書かれた．

　「第3章　食品アレルギー」では食品アレルギー患者の急増の背景にはどのようなことが起きているのか理解して欲しいという視点から書かれた．特に第2章で述べた腸管免疫系と，第3章で述べる食品アレルギー発症とは表裏一体，密接な関係があることを理解していただくために書かれた．「第4章　食品による免疫・アレルギーの制御」では，食品は免疫機能に影響を与える最も大きな因子であるという視点に立って食品を選ぶことにより，免疫およびアレルギーをそれぞれ高めたり，予防することも可能であるということを科学的に実証する目的で書かれた．

　以上の目的を果たすため，本書各章ではまず日頃から編者が共同研究などでお世話になった国内外におけるそれぞれの分野の第一人者の先生方に「レクチャー・ルーム」としてその輝かしい業績を述べていただいた．また各章の各項目については編者とこの15年間に共同研究した若手研究者の諸君に執筆いただいた．

　自画自賛ではあるがこの領域の学術内容が簡潔に漏れなく述べることができたと確信している．そのため，執筆者の方々には随分と無理を申し上げたような気がしてならない．この際，執筆の依頼にあたり編者の超ド級の我儘な注文に快く応じていただいた執筆者の方々に対して心から感謝の意を表したい．

　最後に，本書はこの分野の同学の研究者・学生諸氏の研究・教育にお役に立てることを強く願って上梓されたものであること，そしてもしその想いが現実のものとなればこれ以上の幸せなことはないことを，執筆者を代表して申し上げておきたい．また本書の出版にあたり朝倉書店編集部には大変お世話になった．ここに深甚の謝意を表する．

　　　2003年1月

　　　　　　　　　　　　　　　　　　　　　　　　　　　　　上野川　修一

執筆者 (執筆順)

上野川修一	東京大学	
飴谷章夫	Torrey Pines Institute for Molecular Studies	
榎本　淳	群馬大学	
桜井稔夫	雪印乳業(株)	
久恒辰博	東京大学	
八村敏志	東京大学	
戸塚　護	東京大学	
伊勢　渉	東京大学	
薬袋裕二	玉川大学	
香山(伊勢)雅子	東京理科大学	
天野麻穂	University of California, Los Angels	
高橋宜聖	国立感染症研究所	
服部　誠	東京農工大学	
長畦慎一	前東京工業高等専門学校	
本田亜希	(財)神奈川科学技術アカデミー	
西島謙一	名古屋大学	
足立(中嶋)はるよ	東京大学	
山田　潔	東京大学	
片倉喜範	九州大学	
藤根清考	藤沢薬品工業(株)	
橋口昌章	Medical College of Georgia	
細野　朗	日本大学	
種田貴徳	National Institute of Health	
後藤真生	(独)食品総合研究所	
好田　正	東京農工大学	
橋本　啓	宇都宮大学	
下田美智子	理化学研究所	
今岡明美	(株)ヤクルト本社	
渡邊裕子	神奈川県衛生研究所	
植田祥啓	Duke University Medical Center	
浅井和美	(独)農業技術研究機構 野菜茶業研究所	
平原一樹	三共(株)	
松本貴之	日本ハム(株)	
髙橋　毅	明治乳業(株)	
名倉泰三	日本甜菜製糖(株)	
志田　寛	(株)ヤクルト本社	
細井知弘	東京都立食品技術センター	
戸田雅子	Institute of Ophthalmology, University of London	
永渕真也	明治乳業(株)	
吉澤康子	昭和産業(株)	
小林敏也	雪印乳業(株)	
若林英行	キリンビール(株)	
日比壮信	森永製菓(株)	
橘内克弘	(独)農業技術研究機構 畜産草地研究所	

● レクチャー・ルーム

佐藤健人	東海大学	飯倉洋治	昭和大学	
垣生園子	東海大学	今井孝成	昭和大学	
宮武昌一郎	(財)東京都臨床医学総合研究所	神谷太郎	昭和大学	
新井賢一	東京大学	三浦克志	昭和大学	
奥村　康	順天堂大学	池澤善郎	横浜市立大学	
竹田和由	順天堂大学	イーライ・E・セルカルツ　Eli E. Sercarz	Torrey Pines Institute for Molecular Studies	
石川博通	慶応義塾大学			
三浦総一郎	防衛医科大学校	ハワード・L・ワイナー　Howard L. Weiner	Harverd Medical School	
清野　宏	東京大学 大阪大学			
河野陽一	千葉大学	穂積信道	東京理科大学	

〈一部所属は執筆時のもの〉

目　　次

1.　免　　疫

　はじめに ……………………………………………………上野川修一……1

　　●レクチャー・ルーム
　　　自己免疫寛容 …………………………………佐藤健人・垣生園子……6
　　　サイトカイン …………………………………宮武昌一郎・新井賢一……7
　　　キラーT細胞とパーフォリン …………………奥村　康・竹田和由……9

1.1　免疫系の構成 ………………………………………………飴谷　章夫……10
1.2　抗　　原 ……………………………………………………………………13
　　a.　概　　説 …………………………………………………上野川修一……13
　　b.　T細胞エピトープ …………………………………………榎本　　淳……15
　　c.　B細胞エピトープ …………………………………………桜井　稔夫……17
1.3　免疫系の発生 ………………………………………………久恒　辰博……19
1.4　免疫細胞の分化 ……………………………………………飴谷　章夫……22
1.5　抗原提示細胞 ………………………………………………八村　敏志……25
1.6　T　細　胞 …………………………………………………………………27
　　a.　概　　説 …………………………………………………戸塚　　護……27
　　b.　CD4 T細胞 ………………………………………………伊勢　　渉……30
　　c.　CD8 T細胞 ………………………………………………薬袋　裕二……32
　　d.　調節性T細胞 ……………………………………………香山(伊勢)雅子……34
　　e.　T細胞抗原レセプター ……………………………………天野　麻穂……36
1.7　B細胞—B1, B2 ……………………………………………高橋　宜聖……38
1.8　抗　　体 ……………………………………………………………………40
　　a.　抗体一般 …………………………………………………服部　　誠……40
　　b.　モノクローナル抗体 ……………………………………長畦　慎一……43
1.9　主要組織適合遺伝子複合体 ………………………………本田　亜希……45

1.10 サイトカインとケモカイン ……………………………………48
  a. サイトカイン ………………………………西島 謙一…48
  b. ケモカイン ……………………………足立(中嶋)はるよ…50
1.11 細胞内情報伝達 ………………………………………伊勢 渉…53
1.12 免疫遺伝子—抗体，TCR ……………………………山田 潔…56
1.13 自己免疫疾患とアレルギー …………………………飴谷 章夫…58
1.14 自己免疫の老化 ………………………………………片倉 喜範…61
1.15 免疫応答制御物質 ……………………………………藤根 清孝…63

2. 腸管免疫

はじめに ……………………………………………………上野川修一…67

> ●レクチャー・ルーム
> 腸管上皮 T 前駆細胞のクリプトパッチでの発達分化…石川博通…71
> 消化管における免疫病 ………………………………三浦総一郎…72
> 腸管免疫システムの特性 ……………………………清野 宏…73

2.1 腸管免疫系の構造と機能 …………………………………………74
  a. パイエル板 ……………………………………橋口 昌章…74
  b. 上皮系 …………………………………………山田 潔…76
  c. 粘膜固有層 ……………………………………細野 朗…79
  d. クリプトパッチ ………………………………種田 貴徳…82
2.2 腸管免疫細胞の特性 ………………………………………………85
  a. IEL，T 細胞 …………………………………後藤 真生…85
  b. パイエル板 ………………………………………………88
   1) 抗原提示細胞，T 細胞 ……………………好田 正…88
   2) B 細胞 …………………………………高橋 宜聖…91
2.3 食品抗原と腸管免疫系の相互作用 ……………………八村 敏志…94
2.4 抗原の腸管透過 ………………………………………橋本 啓…97
2.5 腸管免疫細胞のホーミング ……………………………後藤 真生…100
2.6 腸管免疫系における抗体産生 ……………………………………103
  a. IgA 産生の場 …………………………………八村 敏志…103

b.　IgA 産生機構 ……………………………………………下田美智子…105
　2.7　腸内細菌と腸管免疫系の形成 …………………………………今岡　明美…107

3. 食品アレルギー

　はじめに ………………………………………………………………上野川修一…111

> ●レクチャー・ルーム
> 　　食品アレルギーの診断 ………………………………………河野陽一…115
> 　　食品アレルギーの治療 ……飯倉洋治・今井孝成・神谷太郎・三浦克志…116
> 　　アトピー性皮膚炎と食品アレルギー ………………………池澤善郎…118

　3.1　食品アレルゲン ………………………………………足立(中嶋)はるよ…120
　3.2　食品アレルゲンの構造 …………………………………………………………122
　　　a.　卵アレルゲン ……………………………………………戸塚　護…122
　　　b.　牛乳アレルゲン ………………………………………足立(中嶋)はるよ…126
　　　c.　その他のアレルゲン …………………………………足立(中嶋)はるよ…128
　3.3　食品アレルギーにおける免疫反応 ……………………………戸塚　護…131
　3.4　アレルギー遺伝子 ………………………………………………戸塚　護…134
　3.5　アレルギーモデル動物 …………………………………足立(中嶋)はるよ…137
　3.6　アレルギーと環境物質 …………………………………………渡邊　裕子…140

4. 食品による免疫・アレルギーの制御

　はじめに ………………………………………………………………上野川修一…147

> ●レクチャー・ルーム
> 　　自己と非自己の免疫調節 …………………………イーライ・E・セルカルツ…148
> 　　経口免疫寛容によって誘導されたアクティブサプレッション
> 　　　………………………………………………………ハワード・L・ワイナー…150
> 　　これからの免疫研究 …………………………………………穂積信道…152

　4.1　経口免疫寛容 ……………………………………………………………………153
　　　a.　概　　説 ………………………………………………八村　敏志…153
　　　b.　誘 導 機 構 ……………………………………………………………………155
　　　　1)　アナジー，アポトーシス ………………………………植田　祥啓…155

　　　　2) 経口免疫寛容における細胞内情報伝達 …………浅井　和美…159
　　　c. アレルギーの治療 ……………………………………平原　一樹…161
　　　d. 自己免疫疾患の治療 …………………………………松本　貴之…163
　4.2　腸内細菌と免疫 …………………………………………髙橋　　毅…165
　4.3　プレバイオティクスとアレルギー ……………………名倉　泰三…168
　4.4　プロバイオティクスとアレルギー ……………………………………170
　　　a. 乳酸菌 …………………………………………………志田　　寛…170
　　　b. 納豆菌 …………………………………………………細井　知弘…172
　4.5　ペプチドによるアレルギーの抑制 ……………………戸田　雅子…175
　4.6　ヌクレオチドによるアレルギーの抑制 ………………永渕　真也…177
　4.7　食品による免疫修飾(1)—海藻 …………………………吉澤　康子…180
　4.8　食品による免疫修飾(2)—免疫ミルク …………………小林　敏也…182
　4.9　食品による免疫修飾(3)—酵母細胞壁 …………………若林　英行…184
　4.10　食品による免疫修飾(4)—多糖類その他 ……………日比　壮信…186
　4.11　低アレルゲン性食品 …………………………………橘内　克弘…189

おわりに …………………………………飴谷章夫・八村敏志・戸塚　護…192

主要略語一覧 ……………………………………………………………………195
索　　引 …………………………………………………………………………196

1. 免　　疫

はじめに

　病原細菌やウイルスが体内に侵入したり，あるいは癌細胞が体内に生じた場合，これらを排除するために免疫応答が起こる．これらの侵入者が体内で増殖すると生命は危機にさらされるためである．このような侵入者は抗原と呼ばれている．広義にはたとえば細菌やウイルスそのものを意味することもあるが，多くの場合，これらを構成する物質の中でタンパク質が免疫応答に関与することからタンパク質のような分子を抗原という．

自然免疫と適応免疫

　免疫応答は2通りある．自然免疫と適応免疫である．前者は生物が生まれながらにもつ免疫系であり，後者は侵入した抗原を選択的に認識して排除する免疫系である．それぞれに参加する成分や細胞は表1.1にまとめた．一般に抗原が侵入した初期には自然免疫が機能し，これで防御できない場合に適応免疫が機能する．自然免疫系による防御は主として貪食作用など生物に普遍的な機構で実行されるが，適応免疫系に見られる生物現象はきわめて複雑，精緻である．その結果免疫反応に特徴的な生物現象を見ることができる．

　たとえば，自己・非自己識別，抗体，T細胞抗原レセプター（TCR）における抗原認識の多様性，免疫学的記憶，危険の認識などがその代表的なものである．

表 1.1　自然免疫と適応免疫

免疫系	細胞	認識対象	レセプター	認識方法
自然免疫 (基本免疫)	マクロファージ 樹状細胞	微生物構成成分 (糖など)	Toll-like レセプター	各種 Toll-like レセプターによる認識
適応免疫	リンパ球	タンパク質 ペプチド	T細胞抗原レセプター B細胞抗原レセプター 抗体	遺伝子再編成

そこで次に適応免疫における,抗体産生反応の流れを追い,免疫系の複雑さのなかにある美しさともいうべきものを理解してみたい.

自己・非自己認識と多様性・特異性

免疫細胞は骨髄の造血幹細胞からつくられる.つくられた細胞の中で樹状細胞やマクロファージは抗原提示に関与する.T細胞は免疫応答における制御をその重要な働きとする.B細胞は抗体をつくることが主な機能である.

まず,免疫系における自己・非自己の識別(すなわち非自己のみを攻撃し,自己は攻撃しない)は,自己を認識する抗体の産生にかかわるT細胞やB細胞を殺すことで成しとげられている.

また,抗体やTCRの多様性は,遺伝子→タンパク質の暗号システムにおけるシャフリングを積極的かつ巧妙に利用して成しとげられている.

さらに抗体の産生は,このような高度な免疫学的かつ生物学的構造の基盤の上に多くの特徴ある分子や細胞を組み入れて構築されているのである.

多様な抗体やTCRはその多様さ(10^{13}にも及ぶ天文学的な多様な抗体,TCRが用意されている)ゆえに,その中から最も強く結合できる抗原を選ぶことができる.したがって,免疫学的に重要な抗体,TCRの抗原特異性はこの多様性から生まれる.

危険の認識── danger model

さらに最近では免疫系は生体にとって危険なものと安全でないものをも識別し

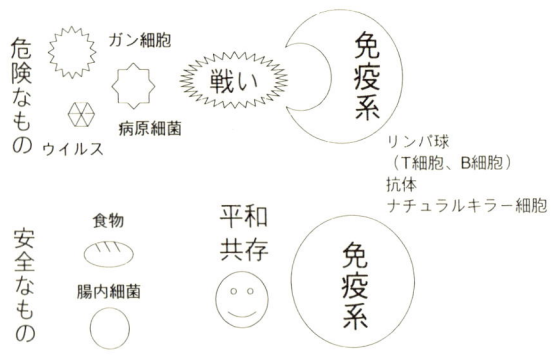

図1.1 免疫系は危険なものを判別し攻撃する

細胞のマヒ状態が誘導され(a)と(b)が揃って免疫応答が誘起される．
このような方法で，免疫応答のup-regulationとdown-regulationが調節されていると考えられるが，さらに(b)の中でもCTLA-4はdown regulationを誘導る．
このような事実は，免疫系が何重にもある信号ルートがそれぞれ行きすぎないうに互いに監視しながら，免疫系全体の働きのバランスをとっていることを示ている．

サイトカイン――細胞と機能タンパク質間の認識

免疫系における情報伝達機構には2種類ある．第1が前述した抗原提示細胞，細胞間の相互作用に見られるような両者の細胞表面上のリガンドとレセプタを通した情報伝達・交換である．
しかしこれ以外に，第2番目の方法として，一方が細胞外へ放出した機能をもタンパク質分子（サイトカイン）を，一方の細胞がレセプターを通して受け取情報伝達の方法がある．
前者の場合には，細胞の活動の開始の指令といった基本的な情報伝達に対し，者の場合には，活動を開始した細胞がどのような方法に進むのかの決定にあたているように見える．たとえば，Th1/Th2細胞の決定，あるいは免疫グロブリ(Ig)G/IgM/IgA/IgD/IgEの決定などは少なくとも20種類以上はあるサイトインの組み合わせを変えて行われている．
また，細胞間接触の情報交換・伝達は互いに情報を与え合っているのに対し，イトカインの場合は一方的な伝達である．
免疫系は，このように異なる方法を場面によってうまく使い分けたり，あるい両者を同時に使っているのである．

抗原認識の合理性

抗原提示細胞，T細胞よりB細胞へのシグナルが伝達されるとB細胞は抗体生細胞へと変化する．ここではこれら細胞間の相互作用が間違いなく進むよう，つめて巧妙な工夫がなされている．
抗体産生においては，抗原提示細胞が取り込んで，提示した抗原が結合できる体が作られなければならない．すなわち，抗原を認識する抗原提示細胞と抗体

ているという説（danger model）も提唱されている（図1.1）．

では，自己成分を攻撃することは避けることができた免疫系は
識するのであろうか．

まず，抗原提示細胞（樹状細胞を例にとると）は，①自己の細
すなわち外から攻撃されて起こってしまう細胞死（ネクローシス
維持のために常に細胞の交換で起こる細胞自殺（アポトーシス）
そして前者では免疫応答が開始，後者では寛容が誘導される．す
は危険な状態の時のみ応答するのである．

微生物抗原の認識── Toll-like レセプター

一方，抗原提示細胞膜上には Toll-like レセプター(TLR)が発
の受容体は糖やその他の物質の特徴を認識する．そしてたとえ
陽性菌上に見出されるリポテイコ酸などを認識し，また，ある T
菌上に見られるリポポリサッカライドなどを認識する．

異なるタイプの TLR を通して微生物を認識した場合，抗原提
シグナルが細胞に伝達される．たとえば TLR によってグラム陽
と IL-12 などを産生するシグナルが伝達され，その結果この抗原
作用した T 細胞は Th 1 細胞となる．

このように抗原提示細胞は TLR を通して菌の違いを認識し
どうかも認識している），最も有効な免疫応答を誘導するのであ

以上をまとめると，免疫系は自己・非自己を認識→危険・安全
類を認識と，何重もの認識行動を行っているのである．

細胞間の相互認識

抗原提示細胞に取り込まれたさまざまな抗原はプロセシング
ドのうち，主要組織適合遺伝子複合体(MHC)クラス II 分子と
細胞表面に提示される．抗原提示細胞上に提示された MHC ク
由来ペプチド複合体と T 細胞抗原受容体の相互作用(a)，および
提示細胞：B 1，B 2，分子，T 細胞：B 27，CTLA 4)間の相互作
細胞と T 細胞間のシグナル交換の経路である．

この相互作用はかなり複雑で(a)のみではむしろアナジー(an

をつくる抗体産生細胞が異なる細胞であり，また，離れているのをどのように結合させるかである．

そのため，B細胞の表面に抗原受容体として膜結合型抗体が用意してある．この抗体と結合した抗原はB細胞内に取り込まれ，プロセシングを受け，MHCクラスII分子に選ばれたものだけが細胞表面に提示される．文字どおりの抗原提示である．こうしておけば，同じ抗原を提示した抗原提示細胞で刺激されたT細胞のみを選び出し，そこから抗体産生のシグナルを受けた抗体産生細胞だけの抗体をつくることができる．

このようにして抗原提示細胞に取り入れられた抗原を認識，そして結合できる抗体がつくられるのである．抗原のMHCクラスII分子によって認識される部分とT細胞によって認識される部分を両面テープのように利用して，厳密な抗体産生が行われているのである．よく考えられたデバイスである． 〔上野川修一〕

●レクチャー・ルーム●

自己免疫寛容

佐藤健人・垣生園子

　T細胞，B細胞の抗原レセプター遺伝子の再構成はランダムに起こると考えられるので，自己成分に反応するリンパ球はある確率で常に体内に生じるはずである．健常人ではこのようなリンパ球は，自己成分に反応しないよう制御されている．これを「自己免疫寛容」と呼んでいる．

　抗原特異的な免疫寛容は一般に，①クローン除去 (clonal deletion)，②クローン麻痺 (clonal anergy)，③クローン抑制 (clonal suppression)，のいずれかの機序により成り立つと考えられる．自己免疫疾患はこれらが破綻したために発症するが，機序は疾患によりさまざまであり，詳細は未解明のままといってよい．

　クローン除去は，胸腺あるいは骨髄，末梢で当該クローンが死滅する現象である．胸腺髄質にはしばしば自己成分の発現が見られ，これに由来するペプチドが自己MHCを介して分化途上のT細胞に提示され，これと強く結合する抗原レセプターをもつクローンはアポトーシスをおこす．胸腺髄質におけるMHC class II発現を消失させると自己寛容が破綻するという報告[1]や，インスリン依存型糖尿病(IDDM)感受性遺伝子座と胸腺におけるインスリン発現の減弱が相関するという報告[2]は，自己寛容における胸腺の重要性を示唆するものと思われる．また，末梢においても自己反応性クローンはFas-FasLなどを介してアポトーシスを誘導される．

　クローン除去を免れた自己反応性の細胞は，しばしばシグナル系に変化が生じ，反応性の低下が見られることがある．これがクローン麻痺である．抗原レセプターの膜上発現の低下，MAPキナーゼ活性化の低下などが観察されている．一般に自己抗原の多くはCD 80/86を持たない細胞（いわゆるプロフェッショナルな抗原提示細胞でないもの）に恒常的に提示されていると考えられるが，実際，T細胞がCD 80/86をもたない細胞に抗原提示を受けると反応性の低下が誘導される[3]．また，CTLA-4を介したシグナルなどにより誘導されるT細胞の不活化も，自己寛容の維持に重要と思われる．

　一方，調節性の作用をもつ細胞が，自己反応性クローンを抑制する機構も存在する．近年，CD 4陽性CD 25陽性T細胞が自己寛容の維持に重要であることが，移入実験などから明らかとなり脚光を集めている[4]．この細胞群がどのような機構により免疫寛容に寄与するかは，今後の重要な問題と思われる．

文　献
1) Laufer, T.M. *et al.* (1996). *Nature*, **383**:81
2) Pugliese, A. *et al.* (1997). *Nat.Genetics*, **15**:293
3) Powell, J.D. *et al.* (1998). *Immunol.Rev.* **165**:287
4) Sakaguchi. S. (2000). *Cell*, **101**:455

サイトカイン

宮武昌一郎・新井賢一

　サイトカインは主に免疫・血液系において細胞間のネットワーク形成に必要なホルモン様タンパク質群として，同定・分離・解析されてきたが，その産生細胞や作用をおよぼす細胞群は，免疫・血液系以外にも多数存在し，細胞間のコミュニケーションに使用される分泌タンパク質の総称，といっても過言ではない．

　サイトカインネットワークの例として，ヘルパーT細胞サブセットによる免疫応答の制御があげられる（図）．ヘルパーT細胞は種々のサイトカインを分泌することで，免疫応答を制御する細胞群である．胸腺で分化したばかりのヘルパーT細胞は，ナイーブT細胞と呼ばれ，樹状細胞やマクロファージなどの抗原提示細胞により活性化され，自己の増殖因子であるサイトカイン，IL-2などを産生し，増殖する．その過程でTh1細胞とTh2細胞に分化する．Th1細胞はIFNγを主要なサイトカインとして産生する．IFNγは，樹状細胞やマクロファージなどの抗原提示細胞が，自然免疫系を介して，病原体を貪食，分解，抗原提示の一連のプロセスを遂行するために重要であり，細菌やウイルスなどに対する生体防御の要となるサイトカインである．Th2細胞はIL-4，IL-5，IL-13などのサイトカインを産生する．IL-4やIL-13はIgE産生やTh2細胞自身の分化誘導などの作用が

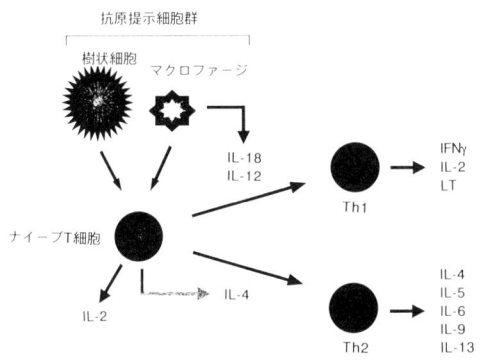

図　サイトカインネットワークの例

あり，IL-5は好酸球の分化に重要である．Th2細胞はこれらのサイトカイン分泌により，線虫や蠕虫といった寄生虫の排除などに重要であるが，これらの寄生虫感染が非常に減少した先進国では，喘息などのアレルギーの原因のひとつとして注目されている．ナイーブ細胞からのTh1細胞への分化は，抗原提示細胞が産生するサイトカイン，IL-12やIL-18により誘導される．Th2細胞はIL-4が強い誘導活性をもち，またナイーブT細胞自身，NKT細胞，好塩基球などの細胞も産

生できる．しかし寄生虫感染に対する免疫応答やアレルギーにおいて，なぜTh2細胞が誘導されるのか，その原因は不明である．抗原提示細胞は活性化するとIL-12を産生するが，なんらかの原因によりIL-12の産生が誘導されなかったとき，ナイーブT細胞自身が少量産生するIL-4により，Th2細胞分化が誘導されるという仮説が提起されている．

ナイーブ細胞からのTh1/Th2細胞分化に関与するシグナル伝達系や転写因子群の解析が進んでおり，Th1細胞にはT-bet，Th2細胞にはGATA3というマスターレギュレーター分子が，サイトカイン遺伝子をコードする染色体領域のクロマチンリモデリングを誘導し，サブセット特異的なサイトカイン遺伝子の転写誘導が可能になると考えられている．今後，このような分子を標的とし，サイトカイン産生細胞の分化を制御すような薬剤の開発も可能になるかもしれない．

●レクチャー・ルーム●

キラーT細胞とパーフォリン

奥村　康・竹田和由

　CD 8 陽性のT細胞として分類されるキラーT細胞（細胞傷害性T細胞）は，標的細胞の主要組織適合遺伝子複合体（MHC）クラスIと，これにより提示されたペプチドを認識して細胞傷害活性を示す．その細胞傷害機構の中心的な役割を担っているのがパーフォリンである．パーフォリンは534個のアミノ酸からなる分子量約7万の糖タンパク質である．

　パーフォリンは細胞室内のアズール顆粒に貯蔵されており，T細胞レセプターからの刺激でキラーT細胞と標的細胞間の間隙に放出される．放出後，パーフォリンは標的細胞膜上に挿入され，10～20個が重合したポリパーフォリンとなり，内径16 nmの膜貫通チャンネルを形成する．浸透圧の差による水の侵入や，グランザイムAと呼ばれるトリプシン型セリンエステラーゼや，アポトーシスを誘導するグランザイムBなどが標的細胞内に入ることで，細胞傷害が起きると考えられている．

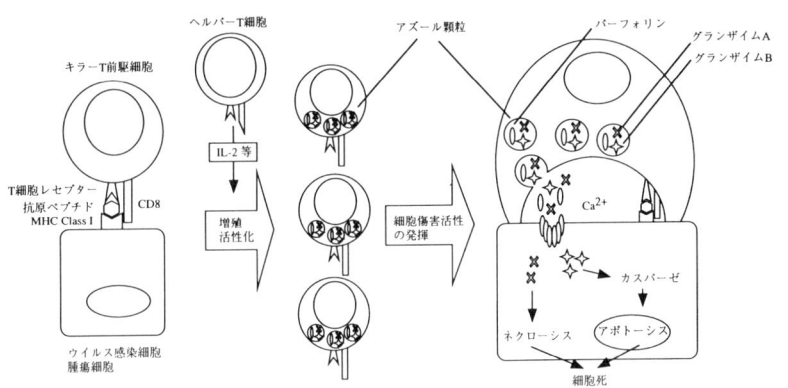

図　抗原とMHC Class Iを認識したキラーT細胞は，ヘルパーT細胞からのサイトカインなどの助けを受けて，パーフォリンやグランザイムを内包するアズール顆粒を有する活性化キラーT細胞となる．

　パーフォリンを欠損するマウスを用いた解析により，パーフォリンは非細胞傷害性ウイルス（LCMV，MHV，アデノウイルス）の感染除去，主にCD 8 T細胞によって媒介される再感染に対する抵抗性，さらには発癌に対する免疫監視機構において重要であることが示唆されている．

文献

1) Kägi, D. *et al.* (1994). *Nature*, **389**:31.
2) Lowin, B. *et al.* (1994). *Proc. Natl. Aca. Sci. USA*, **91**:11571.
3) Van den Broek *et al.* (1996). *J. Exp. Med.*, **184**:1781.

1.1 免疫系の構成

自 然 免 疫

自然免疫は個体が生まれながらもつ感染症への抵抗機構であり，感染に対して最初に働き，次のように感染源を認識する．すなわちショウジョウバエのToll，ヒトなどの哺乳動物にある類似の分子 (Toll-likeレセプター；TLR)，植物にあるやはり類似の分子はどれも細菌や真菌を特異的に認識するレセプターで，感染防御反応を誘導する．動物では各種のTLRがさまざまな細胞表面上で発現し，病原体を認識すると細胞が応答して自然免疫や適応免疫の開始に関与する．しかし病原菌やウイルスなどの感染はこの認識機構だけでは抑えられない．

1) 自然免疫に働く4つの障壁

① 解剖学的障壁 物理的に病原体の侵入を阻む機構である．身体で外界と接するのは体表面を覆う皮膚と，結膜，消化管，呼吸器および泌尿生殖器などの粘膜である．皮膚は表皮と真皮からなり，粘膜は上皮層と結合組織からなる．粘膜で分泌される唾液，涙，粘液は表面を洗い流し，抗菌性物質も含む．粘膜には非病原性の微生物が集落をつくり，感染微生物の繁殖を阻害する．

② 生理学的障壁 温度（体温），低pH（胃酸や皮膚の乳酸），酸素，可溶性因子などが，菌の死滅や増殖阻止に働く．マクロファージでは活性酸素，窒素酸化物やニトロソアミンなどに殺菌作用がある．また細胞から分泌されるリゾチーム，ラクトフェリン，補体，デフェンシン，Ⅰ型インターフェロンなどは可溶性の抗菌，抗ウイルス因子である．

③ エンドサイトーシスとファゴサイトーシス（貪食） エンドサイトーシスは，細胞外の可溶性巨大分子を形質膜の構造変化によって小胞に取り込む作用であり，すべての細胞で見られる．非特異的に取り込む飲作用と，細胞表面のレセプターに結合したリガンドを取り込むレセプター依存型エンドサイトーシスがある．小胞はエンドソームを経て最後には2次リソソームを形成し，そこにある多くの加水分解酵素が巨大分子を小さな分子に分解する．ファゴサイトーシスは菌体などの微粒子を，形質膜が形成するファゴソームによって取り込む作用であり，単球，好中球，マクロファージなどの貪食細胞で起こる．ファゴソームも最終的にリソソームとなる．

④ 炎症反応 これは感染阻止に，また免疫応答に重要である．組織が傷や感

染微生物の侵入によって損傷を受けると，近くの血管が拡張し，充血して組織の紅斑や温度上昇が起こる．また毛細血管の透過性が亢進し，液が組織へ滲出して組織に浮腫が生じる．組織の細胞から遊離するヒスタミンは血管の拡張や透過性亢進に寄与する．血中の貪食細胞が血管内壁に付着し，血管壁を通過して組織に滲出し，炎症部位へ移動して細菌を貪食する．死細胞，分解物などが集まったものが膿である．血清中に急性期タンパク質の量が増し，補体系の活性化による感染源の除去や溶解，貪食細胞の増加などを誘導する．ブラジキニンは皮膚の痛みレセプターを刺激して炎症部位への注意を喚起する．血管から凝血系の酵素も組織へ滲出し，繊維状のフィブリンができて血液凝固し，他の部位から隔絶される．貪食細胞が残渣を処理した後に，毛細血管がフィブリンに入り込み，凝固した血液がなくなると繊維芽細胞が新たに入り込み，損傷が修復する．

2) 早期誘導反応

自然免疫には感染後ただちに起こる早期反応と，その後に起こる早期誘導反応がある．これに続いて適応免疫反応が起こる．上記で述べた補体系の活性化や炎症反応による貪食細胞の誘導の他に早期誘導反応に関与する細胞として，ナチュラルキラー細胞，$\gamma\delta$型T細胞レセプターをもつT細胞，ナチュラルキラーT細胞，上皮間T細胞があり，これらには細胞傷害活性によって感染細胞除去などに働くものもあるが，それぞれ異なる分子を認識して応答し，特徴あるパターンのサイトカインを産生する．またB1細胞の応答もこの反応に含まれT細胞非依存的にIgMやIgAの抗体を産生する．これらの反応は互いに関係があり，たとえばマクロファージや樹状細胞は，障壁となっている上皮細胞の感染によって活性化されると，数時間のうちに早期誘導反応に関わる細胞を活性化し，12時間後ぐらいにはリンパ節に移動して適応免疫に働くT細胞やB細胞を刺激する．逆に適応免疫は炎症反応など自然免疫にも影響を与える．

適応免疫

適応免疫は外来抗原を選択的に認識して排除する機構であり，適応によって獲得する機構である．

1) 適応免疫の特徴

ⅰ) 抗原特異性　適応免疫系において抗原を認識する，すなわち抗原に結合する分子としてT細胞レセプター (TCR)，抗体，MHCクラスⅠ/Ⅱ分子があ

る．これらは特定の抗原ペプチドなどと選択的に結合し，抗体はタンパク質にも結合する．抗原上のアミノ酸残基1つの違いでもこれらの結合に影響を与えうる．

ⅱ）多様性　　TCRや抗体は多様なアミノ酸配列をもつタンパク質で，1つの個体中でTCRは1,000兆種類，抗体は1億種類程度存在可能で，多様な抗原を認識できる．TCRはT細胞が，抗体はB細胞やB細胞が活性化された抗体産生細胞が産生する．1種類のT細胞またはB細胞，すなわち1つのクローンは1種類のTCRや抗体を産生する．分化の過程で多様なT細胞やB細胞クローンのレパートリーがあらかじめ用意され，この中から抗原によって適当なクローンが選ばれて応答し増加する（クローン選択説）．

ⅲ）免疫学的記憶　　適応免疫系が一度抗原として認識した分子に対しては免疫学的記憶が成立する．同じ抗原に再び遭遇すると一度目よりも早く，強い免疫応答が起こる．

ⅳ）自己・非自己認識　　多種類のT細胞やB細胞の中には自己成分と結合するTCRや抗体を産生する細胞もありうる．しかし，T細胞は胸腺，B細胞は骨髄において分化する過程で多くの自己反応性の細胞が除去され，末梢でも自己成分には応答しないように多くの機構が働く．これを自己免疫寛容という．

2）　適応免疫系の細胞

適応免疫系で中心的な役割を果たすのがT細胞である．T細胞は抗原提示細胞上のMHC分子に結合した抗原を認識して活性化され(抗原提示)，エフェクター細胞となって他の細胞の活性を調節して多くの免疫反応をつかさどる．B細胞に対して抗体産生を促すのもその機能のうちの1つである．また細胞傷害性T細胞は感染源を抗原提示している細胞に傷害を与えて直接感染源の除去に働く．抗原が除去されると一部のT細胞は記憶細胞となって，同じ抗原の再侵入に備える．

3）　細胞性応答と液性応答

細胞の応答によって起こる免疫反応では，サイトカインを産生して他の細胞を刺激するヘルパーT細胞と，細胞傷害性T細胞がエフェクター細胞として働く．他方液性応答は，抗体産生細胞がエフェクター細胞として分泌する抗体が働き，外来抗原を除去する．

〔飴谷章夫〕

1.2 抗　　原

a．概　説

　抗原とは免疫応答を誘起するもののことである．われわれ周辺の環境中のもので免疫系と相互作用するものはすべて抗原となりうる．

　細菌，ウイルス，酵母をはじめとした微生物や花粉などの植物由来のもの，あるいはダニなどの動物由来のもの，そして食品の成分も抗原となりうる．これは広義の意味での抗原といっている．ときには化学合成品も抗原となりうる．

　これら分画成分のうち免疫応答を強く誘起するものはほとんどの場合タンパク質である．また単一なタンパク質そのものでも抗原となりうる．正確には狭義の抗原ともいうべきかも知れないが，いずれの場合も区別しないで抗原という言葉を用いている．

　タンパク質以外では比較的分子量の大きいペプチド（アミノ酸組成20個以上），多糖類，核酸（DNA, RNA）なども免疫応答を誘導できる．

　抗原の免疫応答における挙動を，たとえば抗原としてタンパク質を例にとって追うと，タンパク質が抗原提示細胞の中に取り込まれるとタンパク質分解酵素の作用を受け分解される．分解されたもののうち抗原提示細胞において特異的につくられている主要組織適合遺伝子複合体（MHC）分子特に（MHCクラスII）と親和性をもつものが，これを結合する（タンパク質がMHCクラスII分子に結合してからタンパク質分解酵素の作用を受けるのか定かではない）．このときのMHCクラスII分子と結合するペプチドは10～15残基程度であろうと考えられている．これらが抗原提示細胞の表面に移動するとT細胞抗原レセプター（TCR）が認識し，両細胞の相互作用が始まる．ペプチドのMHCクラスII分子と結合する領域をアグレトープ，TCRと結合する部分をT細胞エピトープという．

　また一方，抗原は抗体およびB細胞膜上にある膜結合型抗体と結合する．これら抗体との結合は疎水結合，水素結合などの非共有結合を通して，タンパク質と直接結合する．この結合は非常に特異性の高いタンパク質間相互作用で，この際抗体はタンパク質の一時構造および高次構造を認識し結合する．

　抗原上の抗体との結合部位をB細胞エピトープという．その結合領域は抗原タンパク質あたり数個といわれている．

　T細胞エピトープとB細胞エピトープの概念図を図1.2および図1.3に示し

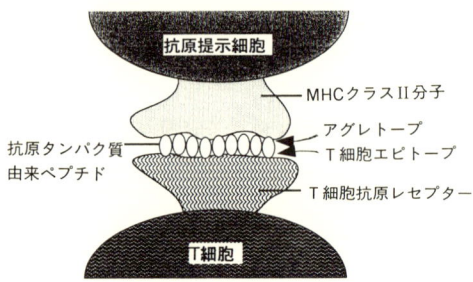

図1.2 T細胞エピトープとアグレトープ

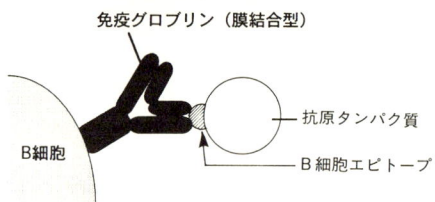

図1.3 B細胞エピトープ

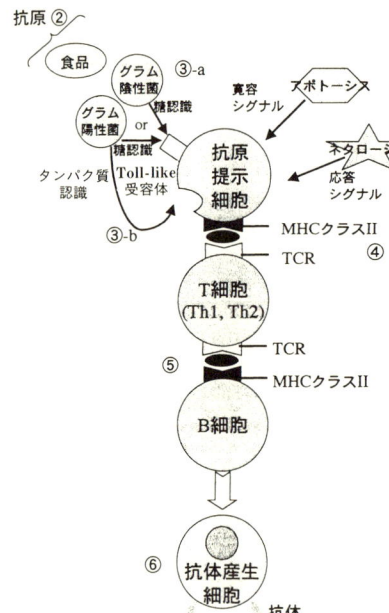

図1.4 免疫応答（抗体産生）の流れ

① 自己の細胞がアポトーシスの場合は寛容シグナルを出し、ネクローシスの場合は応答シグナルを出す．

② 細菌，食品タンパク質などが抗原となる．

③ (a) 細菌の場合，グラム陽性，グラム陰性菌は糖の違いをToll-likeレセプターによって識別され，異なる免疫応答をする．

(b) タンパク質は抗原提示細胞内に取り込まれる．

④ 抗原提示細胞は抗原タンパク質のシグナルと自己のシグナル（MHCクラスII分子）をT細胞へ，そのレセプター（TCR）を通して送る．

⑤ さらにそのシグナルは④と同様の方法でB細胞に送られる．

⑥ シグナルを受け取ったB細胞は抗体産生細胞になり，抗体を大量につくる．

た.

以上のアグレトープとT細胞エピトープの両方を合わせたものを抗原決定基, またはB細胞エピトープも抗原決定基と呼んでいる.

抗原上には以上のようなT細胞エピトープになる領域と, B細胞エピトープになる領域が分散して, あるいは時には重なり合って存在する. 〔上野川修一〕

b. T細胞エピトープ

B細胞による抗原認識機構の実体が抗原と抗体分子間の単純な相互作用であるのに対し, T細胞はそのT細胞抗原レセプター (TCR) を介して, あらかじめ抗原提示細胞や標的細胞内部で抗原処理されたタンパク質抗原をこれらの細胞表面に存在する自己の主要組織適合遺伝子複合体 (MHC) 分子とともに認識する. このような違いを反映して, タンパク質抗原のT細胞エピトープとB細胞エピトープは異なる.

T細胞による抗原認識機構

多くのT細胞はその細胞表面に1細胞当たり数万〜数十万分子の割合で, α鎖およびβ鎖から構成される二量体のTCRを発現している. このTCR分子はちょうど抗体のFab断片と類似した構造をとり, MHC分子の溝に会合した抗原断片に対して斜めに結合し, 三分子複合体を形成する (図1.5).

この3分子複合体がT細胞による抗原認識において主体となることはいうまでもないが, その他の分子も必要である. たとえば, CD4T細胞の細胞表面に存

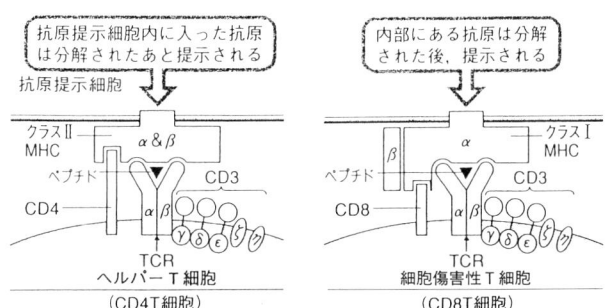

図1.5 T細胞レセプター, MHC分子, 抗原ペプチドの相互作用
(上野川修一 (1996) からだと免疫のしくみ, 日本実業出版社より改図)

在するCD4分子はその相手となる抗原提示細胞上のMHCクラスII分子の定常領域と，またCD8T細胞のCD8分子は標的細胞上のMHCクラスI分子の定常領域とそれぞれ結合し，TCRによる抗原ならびにMHC分子の認識を助ける．CD4およびCD8分子はこのようにして"co-receptor"として働くばかりでなく，T細胞のシグナル伝達系としても重要な役割を果たす．

　T細胞の抗原特異性は一般に，抗原抗体反応と同様，酵素のもつ基質特異性などをはるかに凌駕する．たとえば，あるペプチド抗原のPheとTyrの1残基置換，すなわち1酸素原子の有無を識別できるT細胞クローンが存在することが知られている．しかし，反面，このクローンは少なくとも12種類以上のペプチドを2種類のMHCクラスI分子とともに認識できることが見出されており，曖昧なところもあるようである (Eisen, 2001)．

T細胞エピトープ

　T細胞がMHC分子とともに認識するタンパク質抗原は抗原分子そのものではない．タンパク質抗原は通常，標的細胞や抗原提示細胞内における抗原処理の過程でペプチドにまで分解された後，細胞表面に提示される．その際，ウイルスタンパク質のように自己の細胞内で新たに合成された抗原はMHCクラスI分子と，外来性のタンパク質抗原はMHCクラスII分子と会合し，それぞれCD8T細胞およびCD4T細胞に認識される．抗原分子と直接結合できる抗体がタンパク質抗原表面に露出した立体構造を認識するのに対し，T細胞の認識部位であるT細胞エピトープのほとんどはこのような認識機構の特性を反映して，一次構造上連続した"continuous"なものとなる．また，抗体が認識することができないタンパク質抗原内部の構造もT細胞エピトープとなりうる．

　それではタンパク質抗原のどのような構造がT細胞エピトープとなりやすいのであろうか？　この疑問に答えるべく，T細胞エピトープとなる部分（ペプチド）はあらかじめMHC分子と会合する必要があることを前提とした解析が行われている．図1.6に示したように，MHCクラスI分子の先端は2つのα-ヘリックスに挟まれた溝状の構造を形成しているが，ここにペプチド抗原が収容される．その際，ペプチドの両端に位置するアミノ基とカルボキシル基はMHCクラスI分子のある特定の残基と相互作用しなければならないため，クラスI分子と結合可能なペプチドの長さは通常，8～10残基程度と制約される (Janeway Jr. *et al.*,

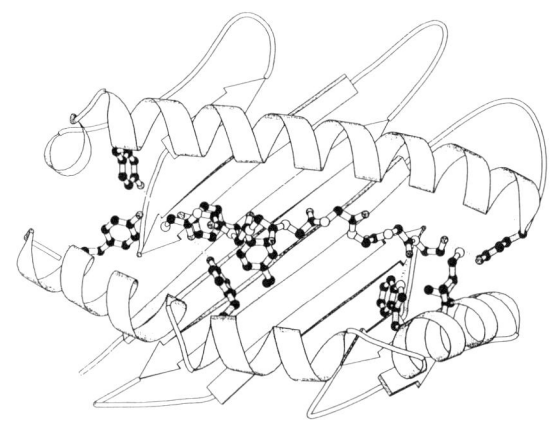

図 1.6 ペプチド抗原と MHC クラス I 分子との相互作用
(Janeway Jr., 2001 より)

2001).さらに,MHC クラス I 分子とペプチドの結合を安定化させるために,ペプチドのある位置に存在する複数のアミノ酸残基(アンカー残基)の側鎖が MHC クラス I 分子のポケット構造とそれぞれ結合することが要求され,その結果,そのような位置には同一もしくは類似したアミノ酸残基が並ぶことになる (Janeway Jr. *et al.,* 2001).すなわち,T 細胞エピトープとなりやすいペプチドは,少なくともこのような条件を満足させなければならない.MHC クラス II 分子においてはそのわずかな構造の違いのため,もう少し鎖長の長いペプチドが主に会合できるようであるが,クラス I 分子の場合と同様,ペプチドのアミノ酸配列内にアンカー残基としての異なる条件を満たすことが必須となる (Janeway Jr. *et al.,* 2001).　　　　　　　　　　　　　　　　　　〔榎本　淳〕

文　献

1) Eisen, H. N. (2001). *Annu. Rev. Immunol.,* **19**:1.
2) 多田富雄監訳 (2000).免疫学イラストレイテッド,第 5 版,南江堂.
3) Janeway Jr., C. A. *et al.* (2001). Immunobiology, 5th edition, Garland Publishing.

b. B 細胞エピトープ

B 細胞エピトープの定義は,①「抗体が認識する抗原の部位」ということになるが,「細胞」の意味をより尊重すれば,②「B 細胞がその表面分子である抗体を

介して認識する抗原の部位」という表現となる．②の表現は，われわれに，単に「抗体と抗原が結合している」という静的なものではなく，「抗体と抗原の結合」に続いて起こる「B細胞による抗原の取り込み」，さらに「B細胞中のMHC分子によるT細胞への抗原提示」という一連の動的な免疫応答を意識したと考えられる．

B細胞エピトープ—抗体が認識する抗原の部位

抗体は，外敵である寄生虫，菌，ウイルス，毒素などに結合するために，その表面に結合する．抗体が結合する部位，つまりB細胞エピトープは，タンパク質やペプチドの一部であることが多い．また，糖，脂質，あるいはその他の低分子物質である場合もある．

生体は，あらかじめ，ほぼ，あらゆる抗原表面に結合できるだけの抗体の種類を用意している．したがって，抗原表面であれば，ほとんどすべての部分が，「抗体が認識しうる部位」であり，B細胞エピトープ候補である．実際，合成ペプチドを強力なキャリアタンパク質に結合させれば，ほとんど，どんな構造のものであっても抗体が得られる．

このように抗体は，外敵を細大漏らさず見つけ出す．この性質は，食品アレルギーの観点からすれば，食品のあらゆる成分が，抗体によって細大漏らさず見つけ出されてしまうわけで，非常に"やっかいな性質"でもある．

抗原の形あるいは表面の性質と結合性の関係

抗体にとって，結合しやすい部分としにくい部分は存在している．抗原となるタンパク質の配列，2次構造，3次構造，表面露出度，親水性度，柔軟性等からIgGクラスのB細胞エピトープとなりやすい部位を推定する方法が，数多く報告されている．しかしながら，どのような構造が結合しやすいのかという問に対する一義的な解答は未だ得られていない．

T細胞B細胞間相互作用はB細胞エピトープ

T細胞B細胞間相互作用は適応免疫機構において重要な位置を占めている．少ない抗原量であったとしても，その抗原をB細胞表面の抗体が捉え，T細胞に提示する．抗原提示を受けたT細胞は増殖し，近傍の別のB細胞とT細胞B細胞

相互作用を生じていく．このような正のフィードバックによって，抗原量が少なくても，抗原に特異的な T 細胞と B 細胞の相互作用が次々に起こっていく．

また，T 細胞と B 細胞が接着すると，B 細胞に分化が生じ，プラズマ細胞となり，抗体を細胞外に分泌する．T 細胞 B 細胞間相互作用は，クラススイッチ，アフィニティ・マチュレーション，免疫記憶のメカニズムとしても重要とされている．

以上のことから，T 細胞 B 細胞相互作用は，IgG や IgE 抗体が結合するエピトープの決定において，重要な影響をもっていると考えられる．

T 細胞エピトープと B 細胞エピトープ

インフルエンザウイルスの表面タンパク質中の B 細胞エピトープを調べたところ，それらは，複数箇所ある T 細胞エピトープの位置とほぼ一致していた．こうした結果は，この報告以前からいくつかあり，抗体が T 細胞エピトープを選択しているかのようなので，positive selection といわれていた．ところが，in vitro のモデル実験において，抗体が結合した部位は T 細胞に提示されない場合があることも見出されている (Ozaki, 1987)．これらは negative selection とされている．さらにペプチドを用いた実験である (T 細胞エピトープとほぼ完全に重なる) B 細胞エピトープは，B 細胞による T 細胞への抗原提示がされないことが示唆されている (Sakurai,1993)．

抗原が，タンパク質やウイルス粒子のように大きい場合は，複数の B 細胞エピトープと T 細胞エピトープが存在する場合が多いであろうから，negative selection はそれほど B 細胞エピトープ決定に影響しないかも知れない．しかしながら，ペプチドが抗原の場合は，negative selection が B 細胞エピトープ決定に影響しうると考えられる．

〔桜井稔夫〕

文　献
1) Ozaki, S. and Berzofsky, J.A. (1987). *J. Immunol.*, **138**:4133
2) Sakurai, T. *et al.* (1993). *Int. Immunol.*, **5**:793

1.3　免疫系の発生

造血幹細胞の発生

近年の発生工学研究の進展に伴い，受精卵より免疫担当細胞が発生・分化する

道筋がほぼ解明されてきた．受精卵より，胚盤胞（ES細胞の起源），原腸胚（外胚葉，中胚葉，内胚葉），神経胚を経て，ほぼすべての器官の原基が完成する．造血幹細胞が最初に検出されるのが，胎児内大動脈-生殖隆起-中腎（Aorta-Gonad-Mesonephros；AGM）領域である．AGM領域に造血幹細胞が検出できるのはマウスでは胎生10.5～12.5日と短い．詳細にAGM領域を検討したところ，造血幹細胞は大動脈周囲より発生してくることがわかってきた．胎生期のAGM領域に存在する血管内皮系・造血系の共通の前駆細胞をヘマンジオブラストと呼ぶ．その後の胎生期および出生までの期間は肝臓で造血が行われ，以後造血幹細胞は脾臓を経て，骨髄に移動する．骨髄中に存在する造血幹細胞は，それを支持する骨髄ストロマ細胞の助けを借りて，増殖・分化を行っている．この造血幹細胞は，末梢血中にも移行し，わずかながら存在していることが知られている．また，胎児と母親をつなぐ臍帯血中には，造血幹細胞が高い頻度で存在していることが知られている．出生時に不要となる臍帯血を保存し，流通させるシステムが整いつつある．造血系細胞の移植のための供与源として臍帯血に期待が寄せられている．

免疫担当細胞の発生

造血幹細胞より免疫系を構成する細胞は，発生・分化する．まず，骨髄内において，造血幹細胞よりリンパ球系前駆細胞および骨髄球系前駆細胞が発生する．リンパ球系前駆細胞より，抗体産生細胞に分化するB細胞および液性免疫反応をつかさどるT細胞が，発生・分化する．B細胞系列は，骨髄内においてB前駆細胞を経てB細胞に分化し，末梢血中に移動する．T細胞系列は，胸腺内で分化（教育される）する．胸腺内に移動したT前駆細胞を経てナイーブT細胞（naïve T cell）に分化し末梢血中に移動する．このナイーブT細胞は，抗原の感作を受けて成熟T細胞（記憶T細胞）となり，免疫系の司令塔となる．

骨髄球系前駆細胞より3種類の前駆細胞（赤芽球系前駆細胞，巨核球系前駆細胞，顆粒球マクロファージ系前駆細胞）が発生・分化する．赤芽球系前駆細胞より赤芽球が分化し，この赤芽球が脱核すると無核の赤血球となる．巨核球系前駆細胞より巨核芽球を経て，大型で多核（ときには256n）の成熟巨核球が分化する．巨核球の胞体内に細胞膜がくびれこむことにより血小板分離膜が形成され，やがて胞体の一部が分離し血小板が産生される．顆粒球マクロファージ系前駆細

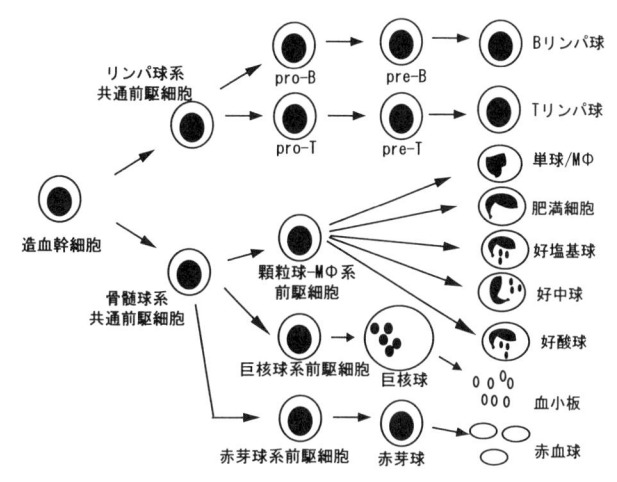

図1.7 造血幹細胞より免疫担当細胞の発生
MΦ：マクロファージ

胞からは，さまざまな顆粒細胞（好中球，好酸球，好塩基球，マスト細胞）および単球/マクロファージが発生/分化する．

その詳細については次に述べられる．

造血幹細胞の利用

免疫系を構成するすべての細胞が，造血幹細胞から発生・分化するため，たった1つの造血幹細胞より免疫系を再構築することが可能である．これまでは，骨髄あるいは臍帯血中を用いた造血幹細胞移植は，白血病の治療に限られて使われてきたが，最近では使用の可能性がより広げられ，さまざまな免疫・アレルギー疾患の治療に使われ始めている．特に，臍帯血中に存在する造血幹細胞は未熟なため，MHC抗原の発現量がきわめて抑えられている．臍帯血は，成人骨髄に比べ，移植に際し拒絶反応が少なく組織適合性が広い．わが国においても，すでに1万人分を越す臍帯血が保存されている．理論的には，国民一人一人に対して適応する臍帯血がすでに用意されているといえる．食品アレルギー患者は，多くの場合，非常に年齢の若い子供である．特に重篤な場合，食べるものが極端に制限されてしまい，栄養状態が劣悪となり，子供の発育状態も悪い．筆者のまわりにも，アトピーに悩む子供は大変多く，家族の苦労は並大抵ではない．食品アレルギーを含めアトピー性疾患は一種の血液病である．病気の原因の大部分が，血液にあ

るとすれば，血液をすべて交換することにより，アトピーは完全に治癒するはずである．従来行われてきた投薬治療に加えて，造血幹細胞を利用した治療法が認知され，開発されることを期待したい．　　　　　　　　　　　　　〔久恒辰博〕

1.4　免疫細胞の分化

　細胞の分化とは，広義には1つの細胞が分裂後に分裂前とは質的に異なる細胞になることすべてをいい，狭義にはその質的変化の最後の段階，つまり特有の形質を安定に発現するようになる段階のみを指す．ここでは前者の広い意味を考え，免疫系の細胞の成熟について述べる．免疫系に関与するのは白血球であり，リンパ球もこれに含まれる．白血球は赤血球や血小板とともに次に述べる造血系でつくられる．

造　　血（図 1.8）

　動物種によって違いがあるが，ヒトにおいては造血は胚発生後最初の週に卵黄嚢で始まり，肝臓，脾臓へと移ってから，骨髄での造血が始まる．誕生とともに造血は骨髄のみで起こるようになる．造血系における分化は造血幹細胞から出発する．造血幹細胞は，自己再生する増殖能と前駆細胞への分化能がある．造血幹細胞は多分化能をもち，最終的には血中の赤血球，白血球および血小板に分化する．このことから造血幹細胞の臨床的な利用が注目されている．造血幹細胞はまず骨髄系幹細胞とリンパ球系幹細胞に分化した後に，各種の前駆細胞に分化して分化の道すじが拘束・決定された後で機能的な細胞に分化する．これら造血系の細胞の生存，増殖，分化，成熟には各種の増殖因子（サイトカイン）が必要であり，細胞によって必要な増殖因子は異なる．また間質細胞と呼ばれる繊維芽細胞，脂肪細胞，血管内皮細胞，マクロファージが微細環境をつくり，造血系細胞の増殖と分化を支える．成熟した細胞は骨髄から血管内へと移動し，多くの細胞は骨髄を出た後で最終分化する．T細胞は前駆細胞の段階で胸腺に移行する．

構成的造血と誘導的造血

　造血系はそれぞれの細胞の寿命に応じて血中から失われていく分を絶えず補い，定常状態を保つ．これが構成的造血である．ヒトの赤血球は120日の寿命といわれ，体重70 kgの成人では1日に2,000億個が脾臓で破壊されると同時に骨髄で作

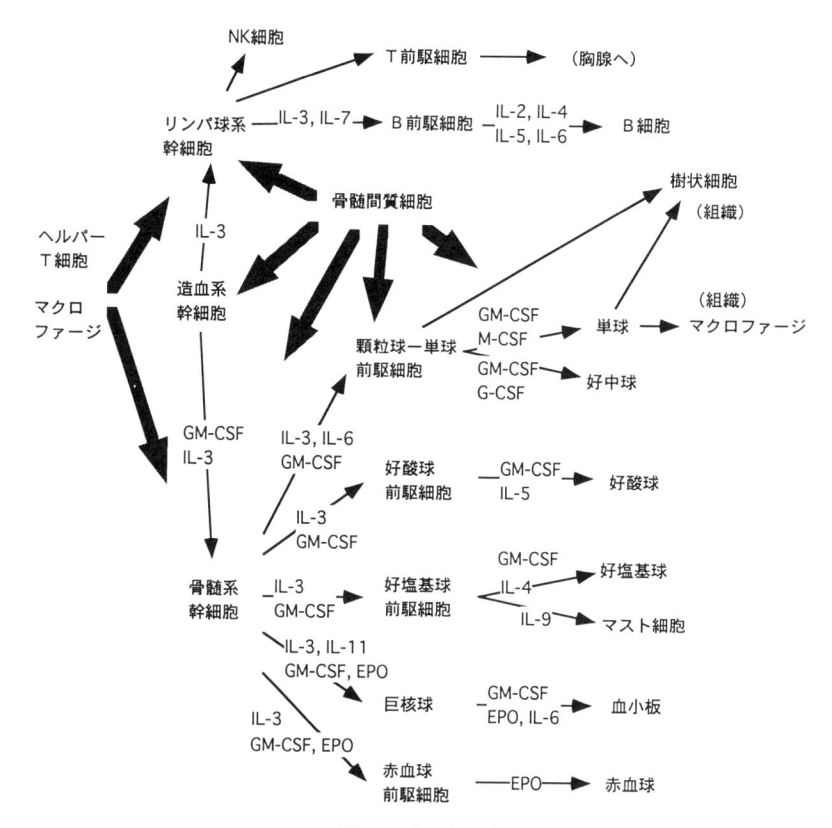

図 1.8 造 血 系

血液 1 mm³ 当たり，赤血球が 500 万，血小板が 25 万，白血球が 7,000 ある．白血球のうち，好中球が 50～70％程度，リンパ球が 20～40％，単球が 1～6％，好酸球が 1～3％，好塩基球は 1％以下である．
IL：インターロイキン，EPO：エリスロポエチン，CSF：コロニー刺激因子，G：顆粒球，M：マクロファージ．

られる．好中球の寿命は数日である一方で，T 細胞は数十年の寿命があり，細胞によって寿命は大きく異なる．赤血球の数はフィードバック機構によって厳密に制御される一方で，白血球の数はそれほど厳密には制御されない．寿命が来ると，プログラムされた細胞死と呼ばれる自らの細胞機能によって，アポトーシスという特徴的な形態の細胞死を起こす．造血系は間質細胞がつくるサイトカインの制御を受けながら，血球系の定常状態を保つように増殖・分化する．ただしインターロイキン 3 だけは正常状態の造血の初期に必須であるにもかかわらず，産生する細胞が活性化されたヘルパー T 細胞でしか見られずその制御機構は不明であ

る．

　他方，出血・感染などに応じて造血系は必要な細胞をつくる．これが誘導的造血である．感染に対して炎症反応が起こるとその部位に白血球が移行するとともに，造血系では局所の炎症反応に応じて必要な細胞が作られる．誘導的造血は多様なサイトカインを分泌するヘルパーT細胞とマクロファージによって主に制御される．

胸腺におけるT細胞の分化（図1.9）

　胸腺におけるT細胞の分化は，単に細胞が成熟するだけではなく免疫系におけるきわめて重要な意味をもつ．ヒトでは妊娠後8週から9週でT前駆細胞の胸腺への移行が始まる．胸腺ではT細胞レセプター（TCR）遺伝子の再配列の失敗，ポジティブ選択，ネガティブ選択によって大部分（99％）の未成熟T細胞が死滅する．CD3とTCRのγ鎖とδ鎖を発現したT細胞は末梢に移行し，ダブルネガティブ（CD 4^-8^-）の$\gamma\delta$T細胞になる．他方，図に示したようにプレTαを発現してから，TCRβ鎖の再配列，CD4とCD8の発現，TCRα鎖の再配列が起こり，再配列が成功すると$\alpha\beta$TCRをもつダブルポジティブ（CD 4^+8^+）細胞になる．その後，ポジティブ選択では，主要組織適合遺伝子複合体(MHC)分子をリガンドとして認識できるTCRをもつT細胞のみが生存し，MHC拘束性が生まれる．他方T細胞が皮質から髄質に移行してから起こるネガティブ選択では，自己抗原を結合したMHC分子を強く認識するTCRをもつT細胞が除去され，これによって

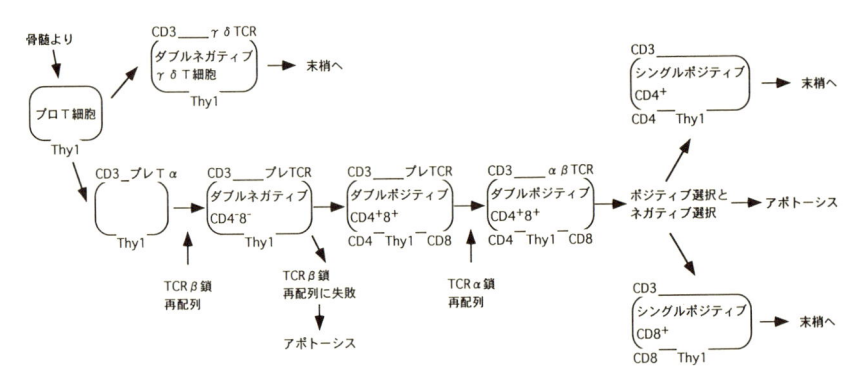

図1.9　胸腺におけるT細胞の分化
Thy1はマウスのT細胞に発現する分子である．

自己抗原反応性T細胞が排除され，自己寛容が成立する．このあとMHCクラスI分子を認識するTCRをもつT細胞はCD4の発現がなくなりCD8T細胞，MHCクラスII分子を認識するTCRをもつものはCD8の発現がなくなりCD4T細胞というシングルポジティブの細胞になる．末梢に出たT細胞は，外来抗原に出会って最終的な分化が起こる．

〔飴谷章夫〕

1.5 抗原提示細胞

抗原特異的免疫応答はT細胞により制御される．しかしT細胞は単独では抗原を認識することができない．他の細胞の表面上のMHC分子に結合している抗原ペプチドを抗原ペプチドMHC分子複合体としてT細胞抗原レセプター（TCR）で認識する．この細胞を抗原提示細胞（APC）と総称している．

MHCクラスI分子とMHCクラスII分子

MHC分子は細胞内抗原を提示する，MHCクラスI分子と，細胞外抗原を提示するMHCクラスII分子に分かれる．MHCクラスI分子はCD8T細胞により認識され，MHCクラスII分子はCD4T細胞により認識される（図1.10）．MHCクラスI分子，クラスII分子とも2本のポリペプチド鎖からなるが，クラスI分子はβ_2ミクログロブリンを共通に有し，もう片方の多型性を有する重鎖にペプチド収容溝がある．クラスII分子は多型を有する2本の$\alpha\beta$鎖がペプチド収容溝を形成する．

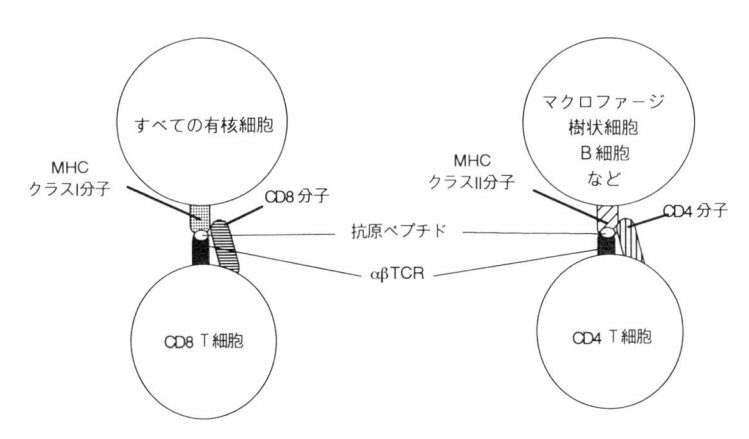

図1.10 MHCクラスI分子発現抗原提示細胞とMHCクラスII分子発現抗原提示細胞

MHC クラス I 分子はすべての有核細胞に発現しており，ウイルス等に感染した細胞の細胞質内のタンパク質由来ペプチドが提示され，CD 8 T 細胞に認識されることで感染した細胞が検知され，細胞傷害活性により除去される．

　一方，MHC クラス II 分子の場合，細胞外環境からエンドサイトーシスにより小胞内に取り込まれたタンパク質由来のペプチドが MHC クラス II 分子上に提示される．抗原ペプチド MHC 分子複合体を認識した CD 4 T 細胞は抗体産生応答をはじめとした免疫応答を誘導する．この場合，特定の細胞のみが，MHC クラス II 分子を発現し抗原提示細胞になりうる．この細胞にはマクロファージ，樹状細胞，B 細胞がある．

マクロファージ，樹状細胞，B 細胞

　未感作 T 細胞（ナイーブ細胞）は，TCR からのシグナルのみでは十分活性化できず，抗原提示細胞からの他のシグナルが必要であることが知られている．このシグナルは「共刺激（副刺激，補助刺激）」と呼ばれ，共刺激（副刺激，補助刺激）分子（costimulatory molecule）の中で最も重要と考えられているのが CD 80, CD 86 をはじめとする B 7 分子のファミリーである．これら 3 種の細胞は，MHC クラス II 分子ととともに共刺激分子を発現する能力がある．

　マクロファージは細菌の構成成分に対するレセプターや Fc レセプターを介して細菌，あるいは抗原抗体複合体等を取り込み，活性化しこれらを抗原提示する．休止状態では MHC 分子や B 7 分子を発現していないが，活性化に伴いこれらの分子が誘導され，抗原提示能を獲得する．

　樹状細胞は，最近未感作 T 細胞を活性化する抗原提示細胞として注目されている．リンパ組織内の樹状細胞は，MHC 分子や B 7 分子を強く発現している．また，樹状細胞は粘膜面や表皮に多く存在する．中でも表皮中の樹状細胞はランゲルハンス細胞と呼ばれ，よく性質が調べられている．ランゲルハンス細胞は，表皮中の抗原を効率よく取り込み，リンパ節へ移動する．ここで，抗原取り込み能を失うが，MHC 分子や B 7 分子が発現し，抗原提示能が増大し，表皮中で取り込んだ抗原を T 細胞に提示する．

　B 細胞は抗原レセプターである細胞表面抗体分子により結合した抗原を効率的に取り込むことができる．こうして同じ抗原を認識する T 細胞および B 細胞が相互作用し，相互活性化し，T 細胞からのサイトカインや細胞表面分子の刺激を

うけてB細胞が抗体産生を行う．

　この他にも腸管上皮細胞などもMHCクラスII分子を発現しているが，B7分子の発現能を有さないなど十分にT細胞を活性化できないとされる．

抗原提示細胞によるT細胞分化，免疫寛容の制御

　T細胞（特に未感作T細胞）がTCRにより抗原提示細胞上の抗原を認識した後，サイトカイン産生や細胞傷害機能の高いエフェクターT細胞に分化する．特にCD4T細胞は抗原提示時の条件により，機能，産生するサイトカインの異なるT細胞に分化する．代表的なものとして，IFN-γを産生し細胞性免疫をつかさどるTh1細胞，IL-4，IL-5を産生し抗体産生応答に関与するTh2細胞，IL-10やTGF-βを産生し，免疫反応を抑制的に調節する調節性T細胞（Treg細胞，Tr1細胞，Th3細胞などと呼ばれる）がある．この分化は抗原提示細胞の分泌する因子，発現する細胞表面分子，抗原濃度，その他の環境中に存在する因子に大きく影響を受ける．強く影響する要因として，抗原提示細胞が分泌するあるいは環境に存在するサイトカインがある．たとえば，IL-12により，Th1細胞が誘導され，IL-4によりTh2細胞が誘導される．また，IL-10により調節性T細胞が誘導される報告がある．

　免疫寛容の誘導も抗原提示細胞により制御されると考えられる．病原微生物由来の抗原に対し，強い免疫応答が誘導されるのに対し，食品抗原など非病原性の抗原に対しては，強い応答が誘導されないだけでなく，免疫寛容と呼ばれる抗原特異的免疫抑制状態が誘導される．抗原特異的免疫応答はT細胞により制御され，またこのT細胞は抗原提示細胞上の抗原しか認識できないことから，免疫応答/免疫寛容誘導を識別しているのは抗原提示細胞であると推測される．しかしながら生体内で免疫寛容を誘導する抗原提示細胞については不明な点が多い．B細胞や樹状細胞の役割が示唆されているが，今後の解明が望まれる．

　抗原提示細胞内での抗原の運命の詳細については主要組織適合抗原の項を参照されたい．

〔八村敏志〕

1.6 T 細 胞

a. 概　　説

　T細胞はB細胞と並ぶ代表的な免疫担当細胞である．ともに個々の外来異物を

見分けることができる「目」，すなわちそれぞれの抗原に特異的な抗原レセプターをもち，適応免疫系において中心的な役割を果たす細胞である．T 細胞とは胸腺 (thymus) 由来のリンパ球の意味であり，骨髄で産生され胸腺内で「教育」を受けたのち全身に行き渡る．胸腺における「教育」とは，外から侵入する非自己成分を認識しうるものだけを選択する (正の選択)，すなわち非自己成分を認識できない「無駄な」T 細胞を除去するとともに，自己成分に反応し自己を攻撃してしまうような「危険な」T 細胞を除去 (負の選択) する過程である．

T 細胞の抗原受容体は，T 細胞抗原レセプター（T cell receptor；TCR）と呼ばれる．抗体（あるいは B 細胞抗原レセプター）と同様に体細胞遺伝子組換えにより，限られた数の遺伝子を基に，非常に多様な抗原認識部位の構造が形成される．それぞれの T 細胞は，基本的に 1 種類の TCR のみをもつ．

T 細胞抗原レセプター

TCR は 2 本の異なるポリペプチド鎖からなるヘテロ二量体である．TCR は二量体を形成するポリペプチド鎖の違いにより，α 鎖・β 鎖からなる $\alpha\beta$ 型 TCR と γ 鎖・δ 鎖からなる $\gamma\delta$ 型 TCR に分けられる．$\gamma\delta$ 型 TCR をもつ T 細胞は全身免疫系の末梢リンパ組織においては全 T 細胞の 1～5％を占めるに過ぎず，ほとんどが $\alpha\beta$ 型 TCR をもつ T 細胞である．しかしながら，表皮や小腸などの上皮細胞内に存在する T 細胞 (上皮内リンパ球) においては，50％程度の T 細胞が $\gamma\delta$ 型 TCR を発現している．上皮内リンパ球には胸腺外で分化する T 細胞も含まれると考えられている．

$\alpha\beta$ 型 TCR は抗体のように抗原をそのままの形で直接認識するわけではなく，タンパク質抗原のペプチド断片と主要組織適合遺伝子複合体 (major histocompatibility gene complex；MHC) にコードされる MHC 分子との複合体を認識する．MHC 分子には細胞質で分解された抗原 (ウイルス抗原など) の提示に関わる MHC クラス I 分子と，細胞外由来抗原 (アレルゲンなど) の提示に関わる MHC クラス II 分子がある．一般に，T 細胞の活性化にはこの TCR と MHC/抗原ペプチド複合体との相互作用を介した刺激の他に，特定の細胞表面分子を介した副刺激が必要である．一方，$\gamma\delta$ 型 TCR は，MHC クラス I 分子様の分子 (MHC クラス IB 分子) を認識する，あるいは抗体のように MHC 分子を介することなく抗原を直接認識することが報告されているが，一般に $\gamma\delta$ 型 TCR をもつ T 細胞

の機能，抗原認識については不明な点が多い．

　$\alpha\beta$ 型 TCR をもつ T 細胞は CD 4 分子および CD 8 分子という 2 つの細胞表面分子の発現の違いで大きく 2 つに分けられ，その機能も大きく異なる．この 2 つの分子はともに，TCR が MHC/抗原ペプチド複合体と結合する際の補助レセプターとして MHC 分子と結合する．T 細胞はさまざまなサイトカインを分泌したり，細胞表面分子を発現することにより，標的細胞に対してさまざまな作用を及ぼす．

CD 4 T 細胞

　後述するように，CD 4 T 細胞は，一般にヘルパー T 細胞とも呼ばれ，MHC クラス II 分子が提示する細胞外由来抗原のペプチド断片を認識する．MHC クラス II 分子は，抗原提示細胞と呼ばれる特定の細胞群だけが発現する．抗原に出会ったことのない CD 4 T 細胞が，抗原を認識し活性化される過程で，Th 1 細胞と Th 2 細胞というエフェクター T 細胞に分化する．Th 1 細胞と Th 2 細胞は，産生するサイトカインの種類の違いにより分類される．Th 1 細胞は主に炎症を誘起し，細胞内細菌および寄生体の殺傷に関与する．Th 2 細胞は主に B 細胞による抗体産生を促し，細胞外細菌・毒素の排除に関わる反応を誘起する．

CD 8 T 細胞

　一方，p.32 で詳しく述べるように，CD 8 T 細胞は，一般に細胞傷害性 T 細胞 (cytotoxic T lymphocyte；CTL)，あるいはキラー T 細胞と呼ばれ，細胞質内で分解された抗原ペプチドと MHC クラス I 分子との複合体を認識する．MHC クラス I 分子は基本的にすべての細胞の表面上に存在し，CTL はウイルスに感染した細胞の除去などにおいて重要な役割を果たしている．

　古くから，免疫応答を抑制する働きをもつ T 細胞の存在も予想され，サプレッサー T 細胞と呼ばれてきたが，その実態は不明であった．最近，CD 25 分子という細胞表面分子を発現する CD 4 T 細胞がその機能をもつことが明らかにされ，調節性 T 細胞という名で呼ばれている．

　また，免疫系を大きく特徴づける免疫記憶を担う T 細胞や B 細胞も存在し，メモリー T 細胞，メモリー B 細胞と呼ばれる．活性化を受けた T 細胞・B 細胞の一部がこのような細胞になると考えられているが，その詳細な機構には不明な点が

多く残されている. 〔戸塚　護〕

b. CD 4 T 細胞

前述のように，CD 4 T 細胞はヘルパー T 細胞とも呼ばれ，B 細胞に抗体産生を誘導したり，マクロファージに微生物を摂取，破壊させたりする．すなわち CD 4 T 細胞は細胞外タンパク質や微生物に対する応答を刺激するのに重要な役割を果たしている．

CD 4 T 細胞は，介助（ヘルプ）を必要としている細胞の表面に発現している主要組織適合遺伝子複合体（MHC）クラス II 分子/特異的ペプチドの複合体を認識する．このとき，CD 4 分子は MHC クラス II 分子に結合することにより，T 細胞レセプター（TCR）/ペプチド/MHC クラス II 分子の相互作用を強固なものにする．TCR を介して特異的抗原を認識した CD 4 T 細胞は，①細胞表面分子を介した直接的な接触，②液性因子であるサイトカインの産生を介して，B 細胞やマクロファージ，樹状細胞の活性化や機能の調節を行う．

CD 4 T 細胞サブセットとその機能（図 1.11）

胸腺で選択を受けて，脾臓やリンパ節などの末梢免疫組織へ移行した抗原未感作 CD 4 T 細胞は，サイトカインを産生する能力に乏しく他の免疫系細胞を十分に活性化することができない．しかしひとたび特異的抗原による刺激を受けると，機能的に異なる 2 つのエフェクター細胞への分化を始める．すなわちインターロ

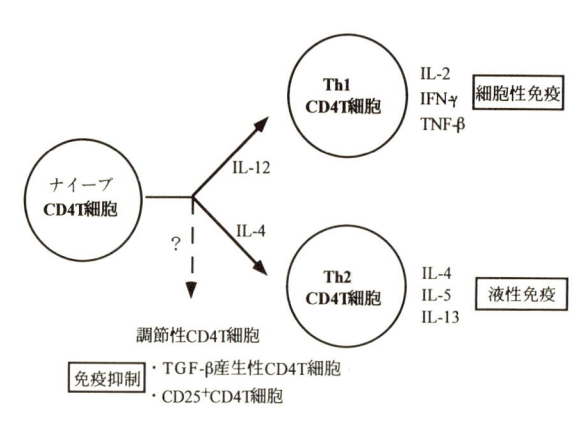

図 1.11　CD 4 T 細胞サブセットとその機能

イキン (IL)-2, インターフェロン (IFN)-γ, 腫瘍壊死因子 (TNF)-β などを産生する Th 1 細胞, あるいは IL-4, IL-5, IL-13 などを産生する Th 2 細胞である (Abbas et al., 1996).

Th 1 細胞と Th 2 細胞 　　Th 1 細胞は細胞性免疫を担う. すなわち IL-2, IFN-γ, TNF-β などの産生を介してマクロファージなどを活性化し, 細胞内感染性病原体の排除をヘルプする. 一方, Th 2 細胞は液性免疫応答をつかさどる. すなわち B 細胞の分化・成熟を調節する IL-4, IL-5, IL-13 などを分泌することで, B 細胞からの IgG 1 や IgE 産生を誘導し, 寄生虫などの細胞外感染性微生物に対する免疫応答を調節する. 通常の生体内免疫応答においては Th 1 応答と Th 2 応答のバランスが保たれているが, ひとたびそのバランスが崩れるとさまざまな疾患を生じる (Abbas et al., 1996). たとえば Th 1 型免疫応答が過剰になると I 型糖尿病や甲状腺炎などの臓器特異的自己免疫疾患が起きる. 逆に過剰な Th 2 型応答は I 型アレルギー, 慢性 GVH や全身性自己免疫疾患を引き起こす.

Th 1/Th 2 細胞への分化を規定する要因 　　ナイーブ CD 4 T 細胞が Th 1, Th 2 細胞のどちらに分化するかは, 初めて刺激を受ける際のサイトカイン環境に強く規定される. IL-12 は Th 1 細胞への分化を, IL-4 は Th 2 細胞への分化を強く誘導する (Glimcher et al., 2000). サイトカイン以外にも, 抗原提示細胞の種類や初回刺激時の抗原量に影響を受けることが知られている (Constant et al., 1997). 近年, Th 1 細胞あるいは Th 2 細胞に特異的に発現する転写因子が同定された. すなわち Th 1 細胞には T-bet や ERM が, Th 2 細胞には GATA-3 や c-maf が特異的に発現する (Rengarajan et al., 2000). このような転写因子は IL-12 や IL-4 の作用, また TCR シグナルの作用により発現誘導され, ナイーブ T 細胞の機能分化を規定すると考えられている.

調節性 CD 4 T 細胞 　　末梢に存在する CD 4 T 細胞は必ずしも Th 1, Th 2 細胞に分類されるわけではなく, Th 1, Th 2 細胞とは異なる機能をもつものも存在する. 経口免疫寛容下では TGF-β や IL-10 を高産生する CD 4 T 細胞が誘導され, この細胞は免疫抑制機能を有する (Weiner et al., 1997). また近年, 自己免疫寛容を制御している細胞として $CD 25^+$ CD 4 T 細胞が注目をあびている (Sakaguchi et al., 2000).

〔伊勢　渉〕

文献

1) Abbas, A.K. et al. (1996). *Nature*, **383**:787
2) Constant, S.L. et al. (1997). *Annu. Rev. Immunol.*, **15**:297
3) Glimcher, L.H. et al. (2000). *Genes Dev.*, **14**:1693
4) Rengarajan, J. S. et al. (2000). *Immunol. Today*, **21**:479
5) Sakaguchi, S. et al. (2000). *Cell*, **101**:455
6) Weiner, H.L. et al. (1997). *Immunol. Today*, **18**:335

c. CD8T細胞

成熟T細胞群の中で,細胞膜表面にCD8分子と呼ばれる二量体タンパク質を発現しているものをCD8T細胞と呼び,脾臓や血液中におけるT細胞の約35％を占める.CD8分子を構成できうるペプチドにはα鎖とβ鎖があり,α鎖とβ鎖がジスルフィド結合で架橋されたCD8$\alpha\beta$分子,2つのα鎖が架橋されたCD8$\alpha\alpha$分子,の2種類のCD8分子がある.通常の末梢にはCD8$\alpha\beta$分子を発現したCD8T細胞が多い.

CD8分子の機能

CD8分子は,生体内のほぼすべての有核細胞の細胞表面に発現している主要組織適合遺伝子複合体クラスI(MHCクラスI)分子の定常部分と結合し(結合能力はCD8$\alpha\beta$分子の方がCD8$\alpha\alpha$分子より約10倍強い),CD8T細胞の抗原認識におけるT細胞レセプターのMHCクラスI・ペプチド複合体との結合を補強し,抗原認識感度を約100倍に増大する.このCD8分子の特徴からCD8T細胞は,MHCクラスI分子に結合したペプチドを認識するT細胞といえる.

CD8T細胞の機能

生体を構成している有核細胞は,細胞質内のペプチドを積極的に小胞体内に運搬後にMHCクラスI分子に結合させて最終的にMHCクラスI・ペプチド複合体として有核細胞表面に発現させるシステムをもっている.このシステムにより正常細胞はMHCクラスI分子に自己由来のペプチドを結合させている.しかし細胞質内で複製するウイルスやある種の原虫に感染した細胞は,その病原体由来のペプチドをMHCクラスI分子上に抗原として提示する.MHCクラスI分子上に結合しているペプチドのアミノ酸配列(8～10残基)が自己由来のものとは異なる非自己ペプチドである場合,CD8T細胞は非自己ペプチドをMHCクラス

Ⅰ上に提示している細胞を，病原体感染細胞（標的細胞）と認識する．そして感染を受けた標的細胞を排除する細胞傷害性能をCD8T細胞が有する．すべてのCD8T細胞が細胞傷害性能を有しているかどうかについてはまだ明らかではないものの，CD8T細胞の主な機能が標的細胞にプログラム細胞死を誘導することであることから，CD8T細胞を細胞傷害性CD8T細胞あるいはキラーT細胞と呼ぶこともある（CD4T細胞にも細胞傷害性能を有するものがある）．

作用機構

　T細胞による抗原特異的な標的細胞への傷害メカニズムにはFas/Fasリガンドシステムとパーフォリンⁿグランザイムシステムがあるが，CD8T細胞は主に後者のシステムで標的細胞の細胞死を誘導している．CD8T細胞の分泌顆粒内にはパーフォリンとグランザイムという2種類の細胞傷害性タンパク質が蓄積されている．CD8T細胞が標的細胞を認識すると数分以内にこれらのタンパク質が標的細胞に対して分泌される．分子量7万のパーフォリンが標的細胞膜に結合し，さらに重合して膜に孔を開けてグランザイムを侵入させる．グランザイムはタンパク質分解酵素として働くことにより標的細胞内に存在しているプログラム細胞死関連酵素であるカスパーゼを活性化し，その結果標的細胞は死に至る．この際CD8T細胞と標的細胞はしっかりと結合しているために，パーフォリンとグランザイム分子が標的細胞以外の細胞に分泌されることはなく，結果的に感染細胞のみを傷害し他の正常細胞には傷害を与えずにすむ．

　CD8T細胞による細胞傷害能には，IFN-γ，TNF-α，TNF-βなどのサイトカインの産生によっても発揮される．IFN-γはウイルスの増殖を抑制し，TNF-α，TNF-βはTNFレセプターを介して細胞死を誘導させる．これらのサイトカインはCD8T細胞が標的細胞を認識した後に合成され分泌されるのでパーフォリン/グランザイムシステムによる細胞死誘導より数時間遅れて作用を示すことになる．このことから，サイトカインの産生は細胞死の誘導に関与するだけではなく，これらのサイトカインの相乗作用によって活性化されるマクロファージが，CD8T細胞によって細胞死を起こした標的細胞を速やかに貪食することにも関与するのではないかと考えられる．

　このようにCD8T細胞は自己の生体内にある非自己（ウイルスなど）を絶えず見出して排除する能力をもつことで生体防御に大きく寄与している．ただ，その

精巧なシステムが，現代医学の移植手術において足かせとなっている．他人の組織を移植すると，移植片の細胞に発現している非自己のMHCクラスI・ペプチド複合体を認識するCD8T細胞が反応し，拒絶反応を起こす．それを避けるためにMHCがなるべくレシピエントと同じであるドナーが必要となってくる．

CD8T細胞の傷害能以外の機能についてはまだはっきりしていないことも多く，上皮細胞間T細胞に多いCD8$\alpha\alpha$分子を発現したCD8T細胞の研究などから今後新たな生理的機能がみつかる可能性があると思われる． 〔薬袋裕二〕

d. 調節性T細胞

一般に免疫寛容のメカニズムとしては次の3つが考えられる．①クローン除去，②アナジー，③能動的抑制の機構によって担われていると考えられる．この能動的抑制やそれに関与している調節性(Tr)細胞の存在は知られてはいたものの，確実に証拠付ける報告はなかった．しかし，最近のクローンレベルあるいは遺伝子ノックアウト・トランスジェニックマウスの解析によって，細胞間相互作用によって免疫応答を抑制する，あるいは抑制性因子（サイトカイン）を産生して積極的に免疫応答を抑制するTr細胞の存在，およびその作用機序が明らかにされつつある．ここでは現在知られている代表的なTr細胞について解説する．

Th3型調節性T（Th3）細胞およびT1型調節性T（Tr1）細胞

TGF-βあるいはIL-10といった抑制性のサイトカインを産生することによって，免疫応答を抑制するTr細胞としてTh3細胞とTr1細胞が知られている．

抗原を経口的に摂取させるとその抗原に対してT細胞の不応答（経口免疫寛容）が誘導されるが，この経口免疫寛容に関与するTr細胞として見つけられたのがTh3細胞である．一般的に経口抗原によって誘導されてくるTh3細胞は抗原特異的に活性化され，多量のTGF-βに加えてIL-4およびIL-10を産生する（表1.2）．さらに，このTh3細胞は *in vitro* においてもTGF-β, IL-4, IL-10, および抗IL-12抗体の存在下でも誘導される（Weiner et al., 1994）．TGF-βを産生することによってTh1/Th2細胞の応答を抑制する．しかしその抑制の標的となる細胞には抗原特異性はない（Weiner et al., 1994；Weier, 2001）．

T1型調節性T（Tr1）細胞は自己免疫寛容に関与するTr細胞として見つけられ，現在では *in vivo* においてはTr1細胞はさまざまな抗原によって誘導されて

表1.2 細胞サブセットの特徴

	Th 1	Th 2	Th 3	Tr 1
サイトカイン産生				
IFN-γ	++++	−	+/−	+
IL-4	−	++++	+/−	−
TGF-β	+/−	+/−	++++	++
IL-10	−	++	+/−	++++
増殖因子	IL-2	IL-2/IL-4	IL-4/TGF-β	IL-10
抑制	Th 2	Th 1	Th 1/Th 2	Th 1/naiveT

くること,さらに in vitro でも IL-10 の存在下でナイーブT細胞より誘導されてくることが分かっている (Groux et al., 1997). Tr 1 細胞の増殖応答性は低く,抗原刺激によって IL-10 や TGF-β を産生し,また若干 IFN-γ も産生するが IL-4 の産生は認められない(表1.2). Tr 1 細胞は産生する IL-10 または TGF-β を介して,ナイーブT細胞や Th 1 細胞の応答を抑制する. Th 3 細胞と同様に, Tr 1 細胞は抗原特異的に活性化されるが,抑制反応は抗原非特異的である (Roncarolo et al., 2001).

CD 4 CD 25 T 細胞

自己免疫寛容に関与している Tr 細胞として,現在 CD 4 CD 25 T 細胞が注目されている (Sakaguchi, 2000). 正常動物の末梢から CD 4 CD 25 T 細胞を除去すると,さまざまな臓器特異的自己免疫疾患が自然発症する. またこの細胞群を再び動物に移入することにより疾患は抑制される. このことは,正常個体の末梢に自己免疫疾患惹起性T細胞が存在すると同時に,それを抑制的に制御しているのが CD 4 CD 25 T 細胞であることを示唆している. この CD 4 CD 25 T 細胞の大部分は胸腺でつくられ,その抑制活性を胸腺内で獲得する. CD 4 CD 25 T 細胞は TCR を介した刺激に対して増殖応答は示さない. しかし CD 4 CD 25 T 細胞応答の抑制には TCR を介した刺激を受ける必要があり,またその抑制活性には抗原特異性はない. さらに CD 4 CD 25 T 細胞の抑制活性は,前述した経口抗原などで誘導される Tr のそれとは異なり液性因子を介したものではなく,抗原提示細胞, CD 4 CD 25 T 細胞,標的細胞の三者間の細胞間相互作用を介したものだといわれている. 詳細な分子機構は不明であるものの, CD 4 CD 25 T 細胞は CTLA-4 の発現が恒常的に高いことが示され, CTLA-4 を介した抑制能である可能性も示唆されて

いる．また，最近になって多量の抗原投与時による経口免疫寛容にも，このCD4 CD25 T細胞が機能していることが示唆されている(Zhanag et al., 2001).

〔香山(伊勢)雅子〕

文　献

1) Groux, H. et al. (1997). Nature, **389**(6652): 737-742.
2) Roncarolo, M.G. et al. (2001). Immunological Reviews, **182**: 68-79.
3) Sakaguchi, S. (2000). Cell, **101**(5): 455-8.
4) Weiner, H.L. et al. (1994). Annu Rev. Immunol., **12**: 809-37.
5) Weiner, H.L. (2001). Immunological Reviews, **182**: 207-214.
6) Zhang, X. et al. (2001). J. Immunol., **167**(8): 4245-4253.

e. T細胞抗原レセプター

T細胞が細胞表面に発現しているT細胞抗原レセプター（T cell receptor；TCR）は，多様な外来の異物を非自己と認識する上で中心的な役割を担っている．

構　造

構造的には抗体分子と類似しており，N末端側には可変（variable；V）領域，C末端側に定常（constant；C）領域があり，遺伝子の再構成によって大きな多様性を示す．TCRはほぼ同じ大きさの2つの異なるサブユニットから形成されるヘ

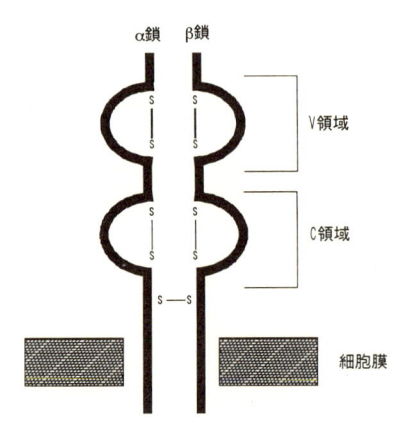

図1.12　T細胞レセプター（TCR）の構造の模式図
細胞外領域の環状部分は，免疫グロブリン様ドメインを示す．
γ鎖，δ鎖の組み合わせの場合でも，基本構造は同じである．

テロ二量体である．TCR を形成するサブユニットにはα鎖，β鎖，γ鎖，δ鎖の 4 種類が存在し，95％以上のT細胞はα鎖とβ鎖から成るTCRを，残りの5％のT細胞はγ鎖とδ鎖から成るTCRを発現している．模式図に示すように，α鎖とβ鎖，およびほとんどのγ鎖とδ鎖は，1カ所のジスルフィド結合を介して二量体を形成している．α鎖，β鎖の場合はいずれも分子量 40.45 kDa の糖タンパク質であり，N-グリコシル化される可能性のある部位は 7 カ所存在している．膜貫通ドメインにあるヘリックス構造の中には正に荷電したアミノ酸が存在するが，これは TCR に特徴的である．この膜貫通ドメインを介し，C末端の2-7アミノ酸残基が細胞内に存在している．

MHC 分子とペプチドとの相互作用

1996 年以降，MHC（主要組織適合遺伝子複合体（major histocompatibility gene complex）クラス I もしくはクラス II 分子と抗原ペプチドとの複合体を結合した TCR の立体構造がいくつか報告されてきた（Reinhertz et al., 1999 など）．これらの報告によると，TCRα，β各鎖におのおの3つずつ存在する相補性決定領域（complementarity determining region；CDR）と呼ばれるループ状のドメインが結合面を形成しており，このうち，TCRα，β各鎖のCDR3ループが抗原ペプチドの中央部分と結合し，TCR の抗原ペプチドとの結合特異性を決定していることが明らかとなった．さらに，MHC クラス I 分子とペプチドとの複合体（pMHCI）と TCR の結合（TCR/pMHCI）の場合，CDR 2 は主に MHC 分子と相互作用するのに対し，CDR 1 は MHC 分子のみならず抗原ペプチドの両端を認識していることが示された（Garcia et al., 1999）．

一方，MHC クラス II 分子とペプチドとの複合体（pMHCII）と TCR の結合（TCR/pMHCII）の場合，立体構造の上でいくつかの大きな相違点があることが示唆されている．すなわち，TCR/pMHCI では，TCR は MHC 分子の抗原ペプチド結合部位に対して斜めに覆いかぶさるようにして結合しているが，pMHCII に対しては，TCR はほぼ直角に結合していることが明らかとなった．これは，pMHCI の場合と比較して，pMHCII では抗原ペプチドの鎖長が長いため，抗原ペプチドのN末端の3アミノ酸残基が MHC 分子のもつ溝からはみだしており，これらのアミノ酸残基が MHC 分子と水素結合していることで立体障害となっているためである．このために TCR/pMHCI の場合とは異なり，TCR 上の

CDR 1, CDR 2 はともに MHC 分子を認識しており, CDR 3 のみが抗原ペプチドの認識に直接関与していた. 特に, TCR/pMHCII の場合において, TCRα 鎖が β 鎖に比較して pMHCII 認識に中心的な役割を担っていることが示唆された. これは, T 細胞の分化の上でも Vα 鎖が重要であるという報告 (Ghendler, 1998) を支持するものである.

さらに普遍的な知見を得るため, より多くの TCR/pMHC の立体構造解析が待たれている.

〔天野麻穂〕

文 献

1) Garcia, K. C. *et al.* (1999). *Annu. Rev. Immunol.,* **17**:369.
2) Ghendler, Y. *et al.* (1998). *Proc. Nat. Ac. Sci.,* **95**:10061.
3) Reinhertz, E. L. *et al.* (1999). *Science,* **286**:1913.

1.7 B 細胞—B 1, B 2

体液性免疫応答の中枢を担う B 細胞は, 活性化に伴い形質細胞へ分化し抗体を産生する. B 細胞は分化経路と性状の異なる 2 つのサブセット (B 1, B 2) から構成され, 本節ではそれぞれのサブセットの特徴と免疫応答ならびにアレルギー発症に果たす役割について述べていきたい.

B 2 細 胞

脾臓やリンパ節に存在する大部分の B 細胞は B 2 細胞と呼ばれ, 成体の骨髄において発生・分化する. B 2 細胞は骨髄中の幹細胞から分化する過程で, 抗体遺伝子可変領域の VDJ 断片が再編成され, それぞれ異なる抗体を発現する多様な B 細胞レパートリーを形成する. まず, 幹細胞からプロ B 細胞が産生され, そこで重鎖可変領域の VDJ 断片が再編成される. 重鎖の再編成に成功したプロ B 細胞はプレ B 細胞へと分化し, 次に軽鎖 VJ 断片の再編成が行われる. 軽鎖の再編成にも成功したプレ B 細胞は, 機能的な抗体を細胞表面に発現する未熟 B 細胞へと分化するが, 抗体遺伝子の再編成はランダムに行われるため, 未熟 B 細胞が発現する表面抗体は自己反応性を獲得する場合がある. しかし, 未熟 B 細胞の表面抗体に自己抗原が結合すると, 未熟 B 細胞はアポトーシスを起こしたり不活性化するため, 通常自己反応性の B 細胞が成熟 B 細胞へ分化することはほとんどない.

最終的に，自己反応性の獲得を免れた B 細胞は成熟 B 細胞となって末梢へ移動し，ケモカイン・接着分子の働きにより，2 次リンパ器官であるリンパ節，脾臓，パイエル板に B 細胞領域を形成する．

B2 細胞の働き

B2 細胞は多くの食品アレルゲンがそうであるように，タンパク抗原を認識し，活性化する．活性化 B 細胞の一部は，B 細胞領域の中で T 細胞，濾胞樹状細胞とともに胚中心と呼ばれる微小領域を形成する．胚中心は，免疫記憶の形成に必須の領域であり，この中で B 細胞が分裂・増殖を繰り返す過程で抗体遺伝子に 2 つの大きな変化が生じる．一つ目の変化は，可変領域に体細胞突然変異と呼ばれる点変異が導入され，抗原に対する親和性が改良されることである．2 つ目は，定常領域がクラススイッチを起こし，抗体のクラスが IgM や IgD から IgG, IgA, IgE に変化することである．最終的に，抗原に対する高親和性を獲得し，クラススイッチを起こした B 細胞は，記憶 B 細胞や長寿性の形質細胞へと分化し，生体内に長期間維持される．

再度同じタンパク質抗原が生体内に侵入した際，長寿性の形質細胞が産生する抗体がまず抗原の排除にあたり，抗体量が不十分な場合は記憶 B 細胞が迅速に形質細胞に分化し抗体量の補充を行う．そのため，記憶 B 細胞や長寿性形質細胞は病原体に対する感染防御能を獲得するために必要不可欠な細胞であることはいうまでもないが，これらの B 細胞はアレルゲンに対しても誘導・維持され得る．もし，IgE へクラススイッチした B 細胞が記憶 B 細胞や長寿性の形質細胞へと分化すると，血中のアレルゲン特異的な抗体価が長期に渡り高レベルで維持されるばかりでなく，微量のアレルゲンの再侵入により記憶 B 細胞が形質細胞に分化し，多量の IgE 抗体を産生するため，これがアレルギー発症の大きな要因となる．そのため，記憶 B 細胞や長寿性の形質細胞の産生制御は，正常な免疫応答とアレルギー発症の調節を行う上で非常に重要である．

B1 細 胞

もう 1 つの B 細胞サブセットである B1 細胞は，B2 細胞と比較しより原始的な B 細胞であると考えられている．まず発生面から見ていくと，B1 細胞は B2 細胞と異なり，胎児期に肝臓において産生され，成体ではその産生が停止する．胎

児期に産生されたB1細胞は，主に腹腔内に存在し自己複製を繰り返し維持されている．機能面においても，B2細胞のように抗体遺伝子に体細胞突然変異やクラススイッチをほとんど起こさず，産生する抗体のほとんどは抗原に対して低親和性のIgM抗体である．さらにB1細胞は活性化しても，記憶B細胞や長寿性の形質細胞へと分化せず，短寿命の形質細胞へと分化し数日の間に死滅すると考えられている．B2細胞が抗原刺激を受けて記憶B細胞や長寿性の形質細胞に分化するまでの間，2，3週間の時間が必要なため，B1細胞の役割は，侵入した抗原に対して低親和性ではあるが迅速にIgM抗体を産生し，B2細胞が高親和性の抗体を産生するまでの期間，初期防御を行う点にあると考えられている．そのため，これまでのところB1細胞がアレルギー発症に果たす直接的な役割は明らかにされていないが，B1細胞はB2細胞と異なり，タンパク抗原以外の糖抗原を認識・活性化するため，アレルゲンがタンパク抗原以外の場合にはB1細胞がアレルギー発症に何らかの役割を果たす可能性も残されている．〔高橋宜聖〕

1.8 抗　　　体

a. 抗体一般

生体に異物（抗原）が侵入してくると，抗原と特異的に結合する抗体と呼ばれるタンパク質が産生される．抗体は，体液性免疫応答における特異的分子であり，① 病原体と結合して中和することにより宿主細胞の傷害を阻止する，② 貪食細胞による取り込み，分解に寄与する，③ 補体系を活性化し，タンパク質複合体が形成され，貪食細胞により貪食，破壊が行われる，といった3通りの方法で生体防御に関与する．

抗体—免疫グロブリンの種類

抗体は，免疫グロブリンと呼ばれる，B細胞が産生する血清タンパク質で，IgG, IgA, IgM, IgD, IgEの5つのクラスが存在する．抗体分子はB細胞の抗原レセプターが可溶性分子として分泌されたものである．

IgGは，正常ヒト血清中の主要な免疫グロブリンで，その70～75％を占めている．血液によって運ばれる感染性微生物に対する防御において重要な役割を担っている．また，胎盤透過性があり，新生児の免疫機能にとって重要な抗体である．IgAは，正常ヒト血清中15～20％を占めており，ヒトの場合は80％以上が単量

署名

本書を何によりお知りになりましたか
1. 広告を見て（新聞・雑誌名　　　　　　　　）
2. 弊社のご案内
3. 書評・紹介記事
（●図書目録●内容見本●宣伝はがき●E-mail●インターネット●他）
4. 知人の紹介
5. 書店で見て

お買い求めの書店名（　　　　　　　　）　市・区　　　　　　（書店）
　　　　　　　　　　　　　　　　　　　町・村

本書についてのご感想

今後希望される企画・出版テーマについて

図書目録、案内等の送付を希望されますか？　　要・不要
・図書目録を希望する
ご送付先：・ご自宅　・勤務先
E-mailでの案内にご案内を希望されますか？
・希望する　・希望しない　・登録済み

ご協力ありがとうございました

郵便はがき

```
1 6 5 - 8 7 0 7
```

料金受取人払郵便
新宿局承認
××××
差出有効期間
××年×月×日まで

東京都新宿区新小川町6-29

株式会社 朝倉書店

愛読者カード係 行

●本書をご購入下さりありがとうございます。今後の出版企画・編集資料とさせていただきますので、本書のご感想または出版物へのご希望などご記入下さい。

フリガナ お名前		男・女 生年齢 歳

ご住所 〒
電話

E-mailアドレス

ご勤務先 学校名		(所属機関・学部)

同上所在地

ご所属の学会・協会名

ご購読	朝刊・毎日・読売	日経・その他( )
新聞		ご購読 雑誌 ( )

体で存在するが，他の哺乳類では主として二量体で存在する．漿粘性分泌液（唾液，乳汁など）に存在する主要な免疫グロブリンで，粘膜表面から侵入する微生物の防御機構の重要な役割を担っている．IgM は免疫グロブリンの約 10% を占め，五量体構造を有し，主として血液中にのみ分布している．免疫応答において最初に分泌される抗体で，微生物の除去に有効に働く．IgD は，血清中の免疫グロブリンの 1% 以下であるが，体内を循環する B 細胞の膜表面に多量に存在する．生物学的機能は正確には明らかとなっていない．IgE は，血清中極微量存在する抗体で，急性の炎症促進，寄生虫の感染防御，アレルギー反応において重要な役割を演じている．

構　　造

いずれのクラスの抗体も，基本構造として 2 本の相同な L 鎖と 2 本の相同な H 鎖から成り立ち，クラスにより H 鎖が異なっている．抗体の基本構造は図 1.13 のように模式的に Y 字形で示される．また，ヒト免疫グロブリンの性質をまとめると表 1.3 のようになる．

L 鎖，H 鎖は約 110 個のアミノ酸の長さを単位とするドメインに分けられる．L 鎖は 2 つのドメイン，H 鎖は IgG の場合 4 つのドメインから成る．すべてのド

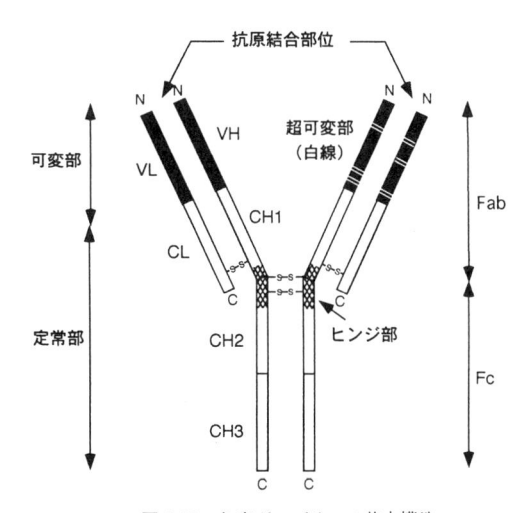

図 1.13　免疫グロブリンの基本構造
IgG の構造を模式的に示した．4 本のポリペプチド鎖からなる構造はすべての免疫グロブリンに共通している．

表 1.3 ヒト免疫グロブリンの性質

性質	免疫グロブリンのタイプ									
	IgG 1	IgG 2	IgG 3	IgG 4	IgA 1	IgA 2	sIgA	IgM	IgD	IgE
物理化学的性質										
H 鎖	$\gamma 1$	$\gamma 2$	$\gamma 3$	$\gamma 4$	$\alpha 1$	$\alpha 2$	$\alpha 1/\alpha 2$	μ	δ	ε
血清中の濃度 (mg/ml)	9	3	1	0.5	3	0.5	0.05	1.5	0.03	5×10^{-5}
沈降定数	7 S	7 S	7 S	7 S	7 S	7 S	11 S	19 S	7 S	8 S
分子量 ($\times 10^3$)	146	146	170	146	160	160	385	970	184	188
半減期 (日)	21	20	7	21	6	6	?	10	3	2
脈管内の分布 (%)	45	45	45	45	42	42	痕跡	80	75	50
糖含量 (%)	2~3	2~3	2~3	2~3	7~11	7~11	7~11	12	9~14	12
生物学的性質										
補体結合性	++	+	+++	−	−	−	−	+++	−	−
アナフィラキシー性過敏症	−	−	−	−	−	−	−	−	−	++++
胎盤への移行	+	+	+	+	−	−	−	−	−	−

メインにはアミノ酸配列の相同性が認められる部分が存在し，これらは遺伝子重複によって生じたと考えられている．個々の抗体分子のアミノ酸配列を比較すると，L 鎖ならびに H 鎖において N 末端側の最初のドメインのアミノ酸配列に多様性が認められる．他のドメインについてはアミノ酸配列はほとんど同じである．前者を可変部ドメイン，後者を定常部ドメインという．

機　　能

個々の抗体分子は 2 つの機能をもっている．すなわち，抗原結合能とエフェクター機能と呼ばれる生物学的活性である．可変部ドメインのうち特に多様性に富む領域は超可変部と呼ばれ，この領域が抗原結合部位の形成に関与しており，その多様性により抗体のさまざまな抗原への特異性がもたらされる．エフェクター機能としては，補体系の活性化，胎盤透過性，プロテイン A との結合，プロテイン G との結合などがある．これらのエフェクター機能は，定常部のうち，Fc 部分の働きによるものである．すなわち，Fc レセプターが，好中球，マクロファージのような貪食細胞表面上に存在し，この部位に IgG 1，IgG 3 は結合し，抗体に結合した抗原は細胞内へ取り込み処理される．また，抗原抗体複合体の Fc 部分は補体を結合することができ，補体系の活性化を介して病原体の破壊をもたらす．さらに，Fc レセプターを介して，能動輸送により，IgG の胎盤透過性，IgA の粘液分泌液，涙，乳汁中への出現がもたらされる．

以上のように，抗体分子は生体防御に重要な役割を担っているが，IgE 分子は Fc 部分がマスト細胞上のレセプターと結合し，このような状態のマスト細胞の部位に抗原が取り込まれると，脱顆粒が引き起こされ，ヒスタミン，セロトニンなどの化学伝達物質が放出され，一連のアレルギー症状が引き起こされるという問題点があり，特に先進国において深刻な問題となっており，その解決が急務となっている．

〔服部　誠〕

文　　献

1) Janeway, C. A. Jr. and Travers, P. (1998). 免疫生物学（原書第 3 版）（笹月健彦監訳），南江堂.
2) Lydyard, P.M. et al. (2001). 免疫学キーノート（上野川修一監訳），シュプリンガー・フェアラーク東京.
3) Roitt, L. et al. (2000). 免疫学イラストレイテッド（原書第 5 版）（多田富雄監訳），南江堂.

b.　モノクローナル抗体

前述したように，抗体は体内では免疫系のきわめて重要な役割を担っているが，同時にその存在と性質が知られると，臨床における治療，あるいは分子研究の道具としても重要なものになった．当初は主に細菌を体内から除去する血清療法として用いられ，現在でも重要な治療法の 1 つである一方，分子研究の道具としては，分子を精密に識別して結合する能力により，混合物からの単一物質の精密分離などに用いられた．このように有用な抗体であったが，欠点もあった．その一番大きなものは，単一の分子に結合するとはいえ，その分子内となると，さまざまな部位にさまざまな力で結合する抗体が混在しており，抗体側の分子構造も一定していないことである．これでは抗体自身の精製が難しいし，抗原構造の解析などへの応用も難しかった．

細胞融合

そのような中，1975 年，イギリスの名門雑誌 "Nature" に颯爽と登場したのが，Köhler と Milstein による「モノクローナル抗体」であった．モノクローナル抗体とは，今までの抗体（ポリクローナル抗体）と異なり，分子構造が一定で，その結果，標的分子の全く同じ部位に結合する抗体の集合である．これは上述した欠点を一気に吹き飛ばす優れたものであった．それが彼らの示す一連の操作で得られるようになったのである．彼らは，それ以前から知られていた，「細胞融合」

という手法を応用し，死なない癌細胞と抗体分泌細胞を融合し，死なずに同じ抗体を分泌し続ける「ハイブリドーマ」と呼ばれる細胞株をつくり出した．そのために彼らは「HAT選択」と呼ばれる巧妙な手法を用いている．後半にこのモノクローナル抗体作成の概略を述べたい．

使用する動物はBALB/cマウスが一般的である．このマウスに目的の抗原をアジュバントでコロイドにし，通常，2～4回注射する．血清を採取し，ELISAなどで目的の抗体価を測定し，抗体価の高いものを用いる．目的リンパ系臓器（筆者らは脾臓細胞を用いた）を取り出し，リンパ球を採取し（目的の細胞はBリンパ球），単細胞化する．培地は通常RPMI-1640を用いる．ここで融合相手のBALB/cマウス骨髄癌細胞（ミエローマ）を用意する．ただしこのミエローマはアミノプテリン（A）があると死滅する．これにも各種あるが，P3X63-Ag8653，NS-1，PAIなどが一般的である．

この2者の培地を除きチューブ内で静かに混合しポリエチレングリコールを加える．すると各細胞の細胞膜が一部切断され，そこへ再び培地を加えるとその切り口が再びランダムに融合する．その結果いろいろな細胞が生ずることが想像できるであろう．その中で重要なのは，融合しなかったB細胞（抗体を分泌する），融合しなかったミエローマ（ただ生き続ける），そしてリンパ細胞とミエローマが1：1で融合し，分裂した細胞である．この中から，リンパ細胞とミエローマが1：1で融合して分裂した細胞だけを選択するのである．なぜならこれだけが抗体を産生しかつ不死を身に付けた可能性のある細胞だからである．

ハイブリドーマ

ここからがモノクローナル抗体作成のハイライトで，先にも述べた「HAT選択」である．HATとは，ヒポキサンチン（H），アミノプテリン（A），チミジン（T）の略である．融合した細胞をこれらH，A，Tそして，成長因子として牛胎児血清を含むRPMI-1640培地「HAT培地」で培養するのである．先に重要だと述べた3種の細胞のうち，ミエローマは前述のようにアミノプテリン（A）によって死ぬ．単なるB細胞は不死能力を身に付けていないので寿命で死ぬ．残るは1：1融合細胞であるが，ミエローマが半分なのでアミノプテリン（A）によってダメージを受ける．しかし残りの半分にはB細胞から来た代わりの代謝経路があり，これがヒポキサンチン（H）とチミジン（T）を原料として働く．そのおかげで辛

くも1:1融合細胞は生き残る．この細胞こそが「ハイブリドーマ」である．HAT培地の中ではその他の異常細胞もすべて死に，ハイブリドーマだけが生き残る．これがHAT選択である．

モノクローナル抗体

あとは限界希釈法といって，培養プレートの1ウェルに1個の細胞になるよう細胞液を希釈し，プレートに分注，培養し（クローニング），細胞1個から発生（モノクローン）し，かつ抗体を分泌している細胞をELISAなどの検出法で検索する．細胞1個から発生しているので，その抗体はすべて同一分子である．その細胞を大量培養し，その培養液を採取，精製すればそれすなわち，「モノクローナル抗体」である．

筆者らがタンパクの抗原構造解析のために初めてモノクローナル抗体をつくった20年前に比して，現在では遺伝子解析などには必須であるなど，これらの汎用性は飛躍的に高まった．これからもモノクローナル抗体は研究者の身近な手段として使われ続けるであろう． 〔長畦慎一〕

文　献
Köhler, G. and Milstein, C. (1975). *Nature,* **256**:495.

1.9　主要組織適合遺伝子複合体

移植の際の拒絶反応は移植片を非自己として認識した生体の免疫応答により起こる．拒絶反応の有無は遺伝的背景に基づくことが証明され，拒絶に関連する遺伝子を組織適合遺伝子（histocompatibility genes）と呼んだ．中でも特に強い拒絶に関わる遺伝子を主要組織適合遺伝子複合体（major histocompatibility gene complex；MHC）と呼ぶ．

MHCのクラス

MHCはクラスI，クラスII，クラスIIIの3つの領域があり，このうちMHCクラスI，クラスIIは膜結合型タンパク質（MHCクラスI分子，MHCクラスII分子）をコードしており，クラスIIIは補体関連タンパク質やその他のタンパク質をコードしている．MHC遺伝子は多数のくり返し配列をもち非常に多型に富む．ヒ

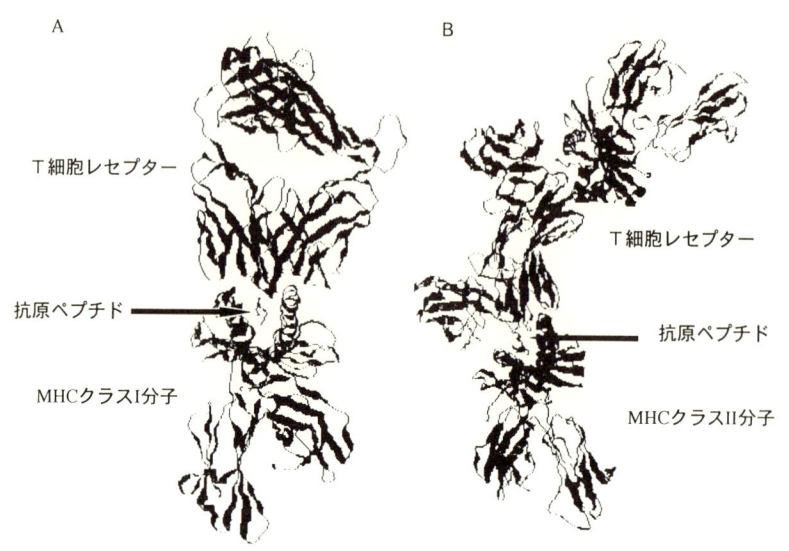

図1.14 MHC分子抗原複合体とT細胞レセプターとの会合
A：ヒトMHCクラスI分子（HLA-A 2）抗原複合体とT細胞レセプター
(Ding, et al. (1998). *Immunity*, **8**:403 より改変)
B：マウスMHCクラスII分子（I-A^k）抗原複合体とT細胞レセプター
(Reinherz, E. L. et al. (1999). *Science*, **286**:1913 より改変)

トのMHCクラスI分子はHLA-A, B, Cの3つ, MHCクラスII分子はHLA-DR, DQ, DPの3つが存在するが, それらおのおのが多型に富むため, いずれもほとんどの個体でヘテロ接合となる. MHC遺伝子は共優性で発現するため, 実際はさらに多くのMHC分子が発現され, 他人同士においてMHC対立遺伝子の組み合わせ（ハプロタイプ）が一致する確率はきわめて低い.

MHC分子と抗原提示

MHCクラスI分子およびクラスII分子は拒絶反応だけでなく, 外来抗原をT細胞に提示するという重要な側面をもつ. B細胞レセプターや分泌抗体とは異なり, T細胞レセプターは抗原を単独で認識することはなく, MHC分子と抗原ペプチドが結合した状態のものを認識する. MHCクラスI分子とクラスII分子はサブユニットが異なるが構造は類似しており, ともにキャッチャーミットのような形をしている. これらは発現の際ミットでボールを取るように細胞内のペプチドをつかんで発現し, T細胞はこのペプチドとMHC分子の複合体を認識するので

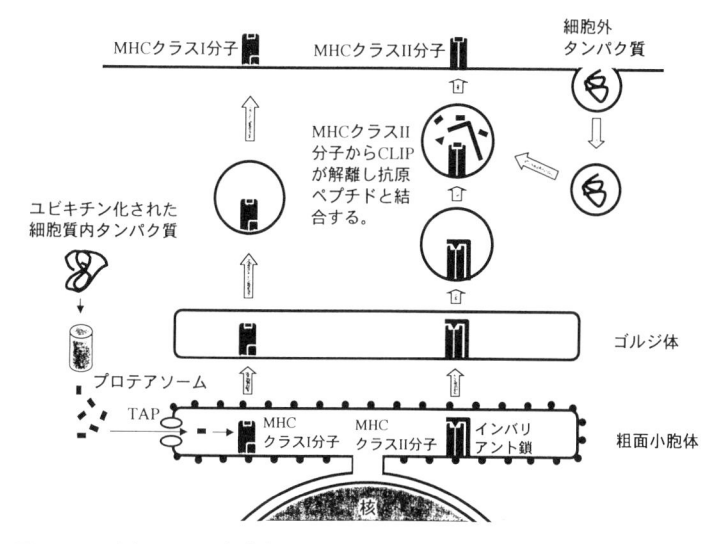

図 1.15 細胞内における抗原プロセシングから MHC 分子による抗原提示までの経路

ある．

MHC クラス I 分子

MHC クラス I 分子は 3 つの細胞外ドメインをもつ α 鎖と β2 ミクログロブリンとが会合した糖タンパク質で，すべての有核細胞および血小板に存在する．自己タンパク質やウイルスのタンパク質は細胞質においてプロテアソームなどにより分解される．さらにこれらのペプチドは TAP (transporters associated with antigen processing) 分子により ATP 依存的に小胞体内へ導かれ，そこで MHC クラス I 分子と結合し細胞表面に発現する (Pamer and Cresswell, 1998). CD 8 分子は MHC クラス I 分子と結合する性質をもつため，発現した MHC クラス I 分子と抗原の複合体は CD 8 T 細胞の T 細胞抗原レセプターと会合し，細胞傷害を促す．

MHC クラス II 分子

一方 MHC クラス II 分子はそれぞれ 2 つの細胞外ドメインをもつ α 鎖と β 鎖が会合した糖タンパク質で，樹状細胞，B 細胞，マクロファージなどのいわゆるプロフェッショナル抗原提示細胞で発現する．ファゴサイトーシスやレセプター

を介したエンドサイトーシスにより取り込まれた抗原は，エンドソーム内で酵素により分解される．MHCクラスII分子はインバリアント鎖と呼ばれるタンパク質に導かれエンドソームへと輸送され，抗原ペプチドと結合して発現する (Cresswell, 1996)．インバリアント鎖に含まれる CLIP (class II-associated Ii chain peptide) は MHC クラスII分子がエンドソームに到達するまでの間，MHC クラスII分子の結合サイトを覆い，小胞体内で MHC クラス I 分子に結合するべきペプチドと結合するのを防ぐ (Villadangos and Ploegh, 2000)．CD 4 分子は MHC クラスII分子と結合する性質をもつため，発現した MHC クラスII分子と抗原の複合体は CD 4 T 細胞の T 細胞レセプターと会合し，サイトカイン産生を促す．

以上のように MHC 分子は異なる個体に由来する非自己の細胞のマーカーであるとともに，一個体においてはさまざまなタンパク質の断片と巧妙に結合し，非自己タンパク質が抗原として見分けられるよう働く．MHC 分子はいわば免疫応答の中心的課題である「自己と非自己」の決定の根幹をなす分子といえる．

〔本田亜希〕

文　献

1) Cresswell, P. (1996). *Cell*, **84**(4):505.
2) Pamer, E. and Cresswell, P. (1998). *Annu. Rev. Immunol.*, **16**:323.
3) Villadangos, J.A. and Ploegh, H.L. (2000). *Immunity*, **12**(3): 233.

1.10　サイトカインとケモカイン

a.　サイトカイン

病原菌その他の外部からの刺激によって起こる免疫反応は，さまざまな細胞が相互に作用し合うことによって調節される．この相互作用には広範な細胞が関わっており，T 細胞や B 細胞などのリンパ球，マクロファージや樹状細胞などの貪食細胞など免疫反応を主に担う細胞に加え，神経細胞，血管内皮細胞，線維芽細胞，上皮細胞などが含まれている．

サイトカインとは

免疫反応の調節は 2 種類の経路でなされる．1 つは細胞膜表面に存在する細胞接着分子が他の細胞の表面上にあるリガンド分子と結合することで起こる．B 細胞上の CD 40 分子が T 細胞上の CD 154 分子と結合することで，B 細胞，T 細胞

双方の活性化が起こるのはその一例である．もう1つは細胞が分泌する可溶性因子によるもので，細胞膜表面にあるレセプターに結合することによってさまざまな反応を起こすものである．可溶性因子にはさまざまなものが存在するが，ヒスタミンやプロスタグランジンなどの低分子化合物および種々の古典的ホルモンを除いたタンパク質性の因子を総称してサイトカインと呼ぶ．

サイトカインは通常分子量2万から5万程度の糖鎖修飾を受けたタンパク質で，オートクライン，パラクラインに作用することで，産生された微小環境での調節に関わっている．血流を通じて遠位にある標的細胞に働くケースは少なく，この点古典的なホルモンと異なる．

サイトカインは細胞が放出し細胞間相互作用を媒介するタンパク質性生理活性因子として定義され，インターロイキン，インターフェロン，腫瘍壊死因子，細胞増殖因子，細胞分化因子などを広範に含んだ用語である．かつて産生する細胞の種類により，リンホカイン（リンパ球由来），モノカイン（マクロファージおよび単球由来）と呼ばれた微量生理活性物質も，他のさまざまな細胞からも産生されることが明らかとなるに従い，現在はサイトカインの一種として分類されている．

サイトカインの役割

免疫応答のすべてのステップにおいてサイトカインが接着分子とともに果たす役割は大きく，これには，発生や分化など一定のプログラムのもとに起こる生物現象も，外来物質に対する免疫応答のような刺激応答性もともに含まれる．

個々のサイトカインは状況により，免疫応答の制御，抗腫瘍作用，抗ウイルス作用，細胞増殖や成熟・分化の調節作用などの異なる活性を示す．いくつかのサイトカインが似たような活性をもつ一方，異なる標的細胞に対しては同一の物質がまったく異なる活性を発揮する例が数多く知られている．たとえば，IL-2とIL-4はともに成熟T細胞の増殖を誘導する活性をもつが，IL-4は同時にI型アレルギーの原因となるTh2へ細胞を分化させる．また，腫瘍細胞の増殖を促進する因子として発見されたTGF-βは，炎症局所では生体が過度の傷害を受けないようにT細胞などに働きかけ免疫応答を抑える一方，腸管ではB細胞に働きかけIgAを産生させることが知られている．

細胞はその分化・活性化状態に応じて，異なる複数のサイトカインを産生し，

さまざまなサイトカインレセプターを発現する．このような複雑な相互関係は時にサイトカインネットワークと呼ばれる．一例として，Th1細胞，Th2細胞と呼ばれるCD4T細胞サブセットによる免疫応答調節をあげる．成熟したCD4ヘルパーT細胞は，産生するサイトカインの種類によって2種に分類される．IL-2，インターフェロン-γなどを産生する細胞はTh1細胞と呼ばれ，主に炎症などの細胞性免疫を誘導する．インターフェロン-γはマクロファージなどに働きかけ活性酸素産生など強い炎症反応を引き起こすが，同時にTh2細胞に働きかけその分化・活性化を阻害する．一方，IL-4，5，10などを産生するTh2細胞はI型アレルギーを含む液性免疫を担う．IL-4はB細胞に作用しIgEへのクラススイッチと活性化を引き起こす．また，同時に産生されるIL-10はTh1細胞の活性化を強く抑制する．さらに，これらのサブセットへの分化過程でもサイトカインは重要な役割を果たしている．

サイトカインと病態

多くのサイトカイン遺伝子が同定され，いくつかは実際に薬として使用されている．たとえば，直接体内に投与するものとしては，抗ウイルス作用をもつインターフェロンが肝炎の特効薬として期待されている．また，体外で使用する方法として，細胞免疫療法による癌治療が一定の成功を収めている．これはガン患者より採取したリンパ球を体外においてさまざまなサイトカインによって増殖・活性化してから体内に戻す方法で，自然免疫系を構成するナチュラルキラー細胞の抗腫瘍活性を増幅して利用するものである．一方，さまざまな疾患に伴ってサイトカイン産生の変動が起こることが知られ，自己免疫疾患の1つ慢性関節リューマチの治療薬として腫瘍壊死因子の中和抗体が使用されている．　　〔西島謙一〕

b. ケモカイン

ケモカインは細胞遊走に関与する，8～14kD程度の低分子量のサイトカインである．

構　造

ケモカインを構成するタンパク質の構造はいくつかの特徴をもつ．1つにはアミノ酸配列上で保存された4つのシステインが存在し，1番目と3番目，2番目と

4番目のそれぞれの間でS-S結合を形成し，安定な立体構造を形成すること，2つにはC末端領域のα-ヘリックス構造は，ケモカインの組織内拡散を防ぐ上で重要な働きをすることである．さらに，N末端側にあるシステインの形成するモチーフから，CXC（2つのシステインの間に1つのアミノ酸が介在する）とCCの2つの主要なサブファミリーに分類されることである（表1.4）．主要サブファミリー以外には，Cケモカイン（2番目と4番目のシステインのみが存在）とCX_3Cケモカインも存在する．これらのケモカインは，すべて三量体Gタンパク共役型7回膜貫通型レセプター（ケモカインレセプター）を介して作用する．ケモカインのサブファミリーごとに対応するレセプターが存在するが，サブファミリーごとの内訳をみると，ケモカインとそのレセプターとの関係は1対1対応ではない．すなわち，1つのレセプターに対し複数のケモカインが作用するだけでなく，1つのケモカインが複数のレセプターに作用する．

表1.4 T細胞サブセットとケモカインレセプターおよびそのリガンド

ケモカインレセプター	T細胞サブセット	リガンド（通称表記）
CXCレセプター		
CXCR 1	メモリーT細胞	IL-8, GCP-2
CXCR 2	メモリーT細胞	注1）
CXCR 3	活性化T細胞，Th 1 T細胞	IP-10, Mig, I-TAC
CXCR 4	ナイーブT細胞，活性化T細胞	SDF-1/PBSF
CXCR 5	メモリーT細胞	BCA-1/BLC
CCレセプター		
CCR 1	メモリーT細胞	RANTES, MIP-1α, MCP-3
CCR 2	メモリーT細胞	MCP-1, -2, -3, -4
CCR 3	(Th 2 T細胞)	注2）
CCR 4	Th 2 T細胞，CLA(+)T細胞	TARC, MDC/STCP-1
CCR 5	Th 1 T細胞	RANTES, MIP-1α, MIP-1β
CCR 6	$\alpha 4\beta 7(+)$T細胞，CLA(+)T細胞	LARC/MIP-3α/Exodus
CCR 7	ナイーブT細胞，メモリーT細胞	注3）
CCR 8	Th 2 T細胞	I-309
CCR 9	$\alpha 4\beta 7(+)$T細胞	TECK
CCR 10	CLA(+)T細胞	ILC/CTACK, MEC
Cレセプター		
XCR 1	メモリーT細胞，CD 8 T細胞	lymphotactine/SCM-1/ATAC
CX_3Cレセプター		
CX_3CR 1	CD 8 T細胞	fractalkine/neurotactine

注1) IL-8, GCP-2, GRO/MGSA-α, β, γ, NAP-2, ENA-78
注2) Eotaxin-1, -2, -3, RANTES, MCP-2, -3, -4, MPIF-2/Eotaxin-2, LEC, MEC
注3) ELC/MIP-3β, SLC/6Ckine/Exodus-2
　□ 特にアレルギーに関わることが示されているもの．

機　　能

　ケモカインの機能は基本的に細胞遊走にあるが，サブファミリーごとに特徴的な性質を示す．CXCケモカインは，CXCモチーフ直前にELR(Glu-Leu-Arg)をもつものともたないグループに大別される．ELRをもつCXCケモカインは，好中球を強力に遊走させ，血管新生作用がある．一方，ELRをもたないCXCケモカインはリンパ球を遊走させるが，ELRをもつCXCケモカインとは異なり，血管新生に対しては抑制的に作用する．CCケモカインはMCPグループ，RANTESグループ，MIPグループが存在し，単球を遊走させるが，リンパ球のサブセットの遊走にも関与する．その他，CCケモカインであるTARC，ELC，SLC，LARCなどは，リンパ球や樹状細胞に，またCX$_3$CケモカインであるfractalkineやCXCケモカインのCXCL 16，CケモカインのXCR 1は，NK細胞やCD 8 T細胞の遊走に関与する．

ケモカインとアレルギー

　特にアレルギーとの関係では，CCR 3レセプターが好酸球や好塩基球Th 2型のT細胞に選択的に発現していることから，CCR 3に作用するケモカイン(RANTES，MCP-2, 3, 4, eotoxin)の役割が注目される．また，マウスでは肥満細胞が産生するMIP-2が遅延型過敏症において白血球の浸潤を制御するという報告があり，肥満細胞の産生するケモカインも，アレルギー発症との関係では重要であろう．しかし，特異的なアレルゲンによる感作が起因となるアレルギーにおいては，アレルゲン特異的なT細胞がどのように炎症部位に遊走するのか，という視点が重要である．

　T細胞はその産生するサイトカインの種類により，Th 1細胞とTh 2細胞のサブセットに分類される．アレルギーの場合は，特にTh 2 T細胞が重要な働きをなすといわれている．このように疾患ごとに機能するT細胞サブセットは異なるといわれているが，近年その炎症局所への組織浸潤を制御するケモカインの機能，ケモカインを産生する細胞の種類について注目されている．実際Th 1細胞とTh 2細胞では，発現するレセプターが異なり，Th 1細胞にはCCR 5やCXCR 3が，Th 2細胞にはCCR 3, CCR 4, CCR 8のケモカインレセプターが選択的に発現している．CCR 4については，TGF-βの作用によりTh 2型でないT細胞にも発現が誘導されるという報告もある．

CCR4とCCR8のリガンドであるTARCおよびMDCは,Th2T細胞の遊走に関与すると考えられており,アレルギー疾患発症との関係が検討されている.すなわち,TARCおよびMDCの末梢血中の濃度が,アトピー性皮膚炎患者において増加し,皮膚の炎症局所においても認められている.また,喘息のモデルマウスでは抗体を用いたブロッキング実験の系で,その関与が証明されているが,CCR4のノックアウトマウスでは,積極的な関与はないという報告もある.CCR3に関しては,CCR4よりもTh2T細胞への選択性は低い.また,これらのケモカインレセプターはメモリーT細胞の細胞浸潤に関し,特定の組織指向性を制御する.特にCCR6は$\alpha_4\beta_7$陽性の腸管指向性メモリーT細胞の組織指向性の制御に関与しており,食物アレルギーにおける消化管の炎症形成における役割も注目される.

アレルギー疾患の発症とケモカインの果たす役割の関係は,検討がはじまった段階であり,治療や予防的な側面からも今後の成果が期待される.

〔足立(中嶋)はるよ〕

文　献

1) 義江　修 (2001). 臨床免疫, 35(1):86.

1.11　細胞内情報伝達

リンパ球のシグナルレセプター

リンパ球は細胞外からのシグナルをさまざまなレセプターを介して受け取り,そのシグナルの性状に応じて分化,活性化,不活性化,細胞死などさまざまな応答を示す(図1.16).T細胞やB細胞には抗原レセプターであるT細胞抗原レセプター (T cell receptor ; TCR) やB細胞抗原レセプター (B cell receptor; BCR) が発現されており,これを介して特異的な抗原によるシグナルが細胞内に伝達される.すなわち抗原の性状は抗原レセプターによって識別されるが,抗原に付随する情報は共レセプターや共刺激レセプターにより識別される.共レセプターは抗原レセプターを介するシグナルを修飾する.抗原レセプターシグナルを増強するものもあれば,抑制的に制御するものも存在する.共刺激レセプターは,リンパ球の十分な活性化に必要とされ,T細胞ではCD28が,B細胞ではCD40などが共刺激レセプターとして機能する.さらにリンパ球上にはサイトカインレ

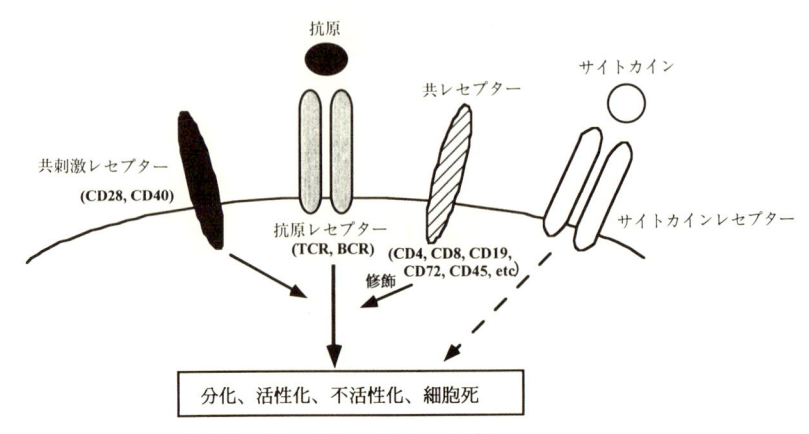

図1.16 リンパ球のシグナルレセプター

セプターも発現されており，リンパ球の分化や活性化はサイトカインシグナルによっても制御されている．以上のような種々のレセプターがリガンドと結合した際にどのような応答が起きるかは，リンパ球の種類や分化段階によっても異なる．たとえば同じ抗原が胸腺T細胞にアポトーシスを誘導するが，成熟T細胞には活性化を誘導することがある．またサイトカインであるIL-4はナイーブT細胞にはTh2細胞への分化を誘導し，B細胞にはIgG1やIgE抗体の産生を促進したりする．

T細胞，B細胞抗原レセプターを介したシグナル伝達（図1.17）

適応免疫系において抗原認識を担うのはT細胞とB細胞である．T細胞，B細胞がTCRやBCRを介して抗原を認識すると，TCR, BCR複合体のチロシン残基がSrc型チロシンキナーゼ（Lck, fyn, lynなど）によってリン酸化を受ける（Tamir et al., 1998）．続いてZAP70やSykなどのチロシンキナーゼがそれぞれTCR, BCRに結合し，リン酸化を受ける．ZAP70やSykはさらにアダプター分子であるLATやBLNK/SLP-65をリン酸化する．リン酸化されたこれらアダプター分子は細胞内シグナル伝達の足場として機能し，PLC-γ, vav, Grb2などが会合することができる（Kurosaki et al., 1999, Clements et al., 1999）．アダプター分子の活性化により，Ca^{2+}経路とRas-MAPK経路が作動することになり，最終的にはタンパク質の産生を制御するのに必要な種々の転写因子の活性化

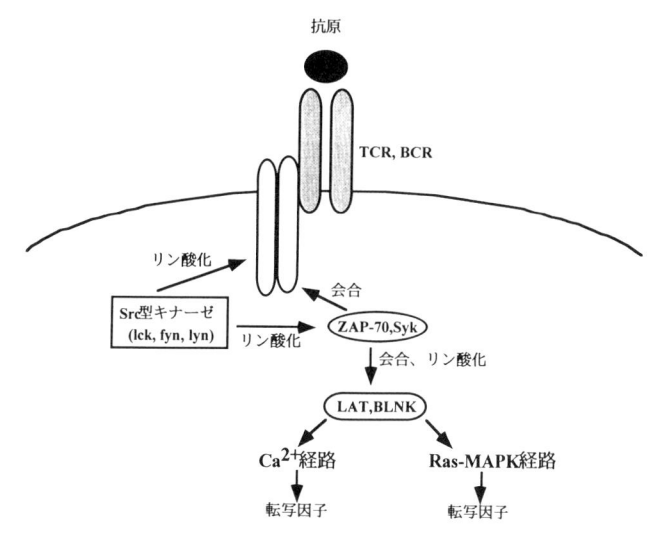

図1.17 TCR, BCRを介したシグナル伝達

が誘導される．

脂質マイクロドメインにおけるシグナル伝達

真核細胞の細胞膜にはスフィンゴ脂質，コレステロールを主要な成分とする脂質マイクロドメインが存在し，シグナル伝達の場として機能していることが明らかにされてきた (Harder et al., 1997)．T細胞やB細胞においてもアダプター分子やSrc型チロシンキナーゼの多くが脂質修飾によって脂質マイクロドメインに会合している．TCRやBCRが抗原刺激を受けると，さまざまなシグナル伝達分子がこのマイクロドメインに集積してくることからも，この部分がシグナル伝達の起点として機能していることが明らかにされつつある (Xavier et al., 1999)．

〔伊勢　渉〕

文　献

1) Clements, J. L. et al. (1999). Annu. Rev. Immunol., **17**:89.
2) Harder, H. et al. (1997). Curr. Opin. Cell Biol., **9**:534.
3) Kurosaki, T. et al. (1999). Annu. Rev. Immunol., **17**:555.
4) Tamir, I. et al. (1998). Oncogene, **17**:1353.
5) Xavier, R. et al. (1999). Curr. Opin. Immunol., **11**:265.

1.12 免疫遺伝子—抗体，TCR

　B細胞では抗体すなわち免疫グロブリン(immunoglobulin；Ig)が，T細胞ではT細胞抗原レセプター(T cell receptor；TCR)が抗原レセプター分子として機能している．IgとTCRの遺伝子群は類似した構造をもち，多様性に富む可変領域(V領域)をコードする多数のV(variable)遺伝子と，アミノ酸配列の一定した定常領域(C領域)をコードするC(constant)遺伝子から構成される．V遺伝子は抗原受容体のN末端側を，C遺伝子はC末端側をコードする．V遺伝子のエキソンは，V，JまたはV，D，Jと呼ばれるセグメントに分断されている．抗原受容体の多様性は，V遺伝子の再編成，すなわち体細胞におけるDNA組み換え(転移)によって主に生じる．V遺伝子の上流にはプロモーターが，C遺伝子の上流にはエンハンサーが存在し，再編成された遺伝子の転写が活性化される．

Ig遺伝子の構造

　Igの遺伝子は，L鎖(軽鎖)のκ，λそしてH鎖(重鎖)の3つのファミリーに分けられ，おのおの別の染色体上に存在する．各B細胞では，2つのL鎖遺伝子群のどちらか1つだけが使用されている．マウスκ鎖では，C遺伝子は1個，Jセグメントは5個しか存在しないが，Vセグメントは300個程度あるとされる．H鎖では，200個程度あるとされるVセグメントとJセグメントの間に，L鎖のV遺伝子には存在しないDセグメントがある．マウスH鎖では，C領域をコードする8個のC遺伝子(μ，δ，$\gamma 3$，$\gamma 1$，$\gamma 2b$，$\gamma 2a$，ε，α)がJクラスター下流に存在する．

遺伝子再編成

　B細胞の発生では，H鎖遺伝子群が最初に組み換えを起こす．まず任意のDセグメントの1つが，間にあるDNAを除去して，任意のJセグメントの1つの隣に転移する．この結果，H鎖V領域のC末端側をコードするDJの組み合わせができる．それから任意のVセグメントの1つがDJセグメントと一続きになるように組み換えを起こし，H鎖の完全なV領域をコードするDNA塩基配列(V-(D)-J結合)が完成する．H鎖の遺伝子再編成が完了すると，λ鎖もしくはκ鎖遺伝子群のいずれか一方で，Vセグメントの1つがJセグメント遺伝子の隣に転移し

て，完全な L 鎖 V 領域をコードする遺伝子（*VJ*）がつくられる．

さらに遺伝子再編成では，DNA の切断後エキソヌクレアーゼによってヌクレオチドが任意に欠失されたり，鋳型依存的あるいは非依存的なヌクレオチドの挿入が行われる．こうしたヌクレオチドの欠失と挿入によって，同じ V-(D)-J 結合の組み合わせでも，分子間で塩基配列が異なる抗原受容体分子がつくられる．

体細胞突然変異とクラススイッチ

遺伝子再編成には，抗原による刺激は一切関与していない．再編成後，Ig を発現した B 細胞は抗原による刺激を受けた後，L 鎖と H 鎖の V 領域の DNA が体細胞突然変異に対して著しく感受性になる．V 領域の塩基配列の変化によりアミノ酸配列に変化が生じる結果，その B 細胞は異なった抗原特異性を示すようになる．体細胞突然変異によって，B 細胞上の Ig の抗原に対する結合強度は増大し，より高い親和性をもつ抗体を産生する形質細胞が分化する．この過程は親和性成熟と呼ばれる．

抗原刺激依存的な DNA レベルでの変化の 1 つに，クラススイッチがある．H 鎖の C 領域は各抗体のクラス（アイソタイプ）を決めており，各クラスに固有な生理活性を担っている．H 鎖の J セグメントは Cμ 遺伝子のすぐ上流に位置しているため，再編成後の B 細胞は最初に IgM を発現する．クラススイッチでは，Cμ 遺伝子上流の VDJ 構造がそのまま，下流にある他のクラスの C 遺伝子の上流に転移する．一方，L 鎖遺伝子は変化することがないため，抗体分子としての抗原結合特異性は変化することはない．

TCR 遺伝子の構造

TCR は，α 鎖と β 鎖，または γ 鎖と δ 鎖からなるヘテロダイマーとして発現し，Ig と同様に N 末端側の V 領域が抗原の識別にあたっている．4 つの遺伝子ファミリーのうち，α と γ 鎖の V 領域は V，J セグメントに，β と δ 鎖の V 領域は Ig の H 鎖同様，V，D，J セグメントに分かれている．また，α，β，γ 鎖は 3 つの異なる遺伝子群にコードされているのに対し，δ 鎖遺伝子群は α 鎖遺伝子群の中に挿入されている．マウス β 鎖では 24 個の Vβ の下流に，1 個の Dβ，7 個の Jβ，1 個の Cβ からなる組が 2 組存在している．マウス γ 鎖では 7 個の Vγ と，それぞれ 1 個ずつの Jγ と隣接した 4 個の Cγ 遺伝子で構成される．マウス α 鎖

にはJセグメントとVセグメントがともに数十個以上存在しており、Vδセグメントは一般にVαセグメントと共用されている．

TCRの多様性は、Igと同様に抗原刺激と無関係に、T細胞発生での遺伝子再編成，ヌクレオチドの欠失と挿入により生じるが，Igのような体細胞突然変異は認められない．また，Igと同様に，V(D)J-C遺伝子産物が発現すると，対立遺伝子排除によってそれ以降の再編成は起きなくなる． 〔山田　潔〕

文　献

1) Lydyard, P.M. et al. (2001). 免疫学キーノート（上野川修一監訳），シュプリンガー・フェアラーク東京．
2) 谷口　克他編 (1997)．標準免疫学，医学書院．

1.13　自己免疫疾患とアレルギー

自己免疫疾患とは

　健常な状態でも自己成分に抗原特異性のあるT細胞やB細胞が末梢に存在する．しかし通常は自己免疫寛容が成立していて，T細胞や抗体が自己成分に対して激しく応答することはない．この自己反応性T細胞やB細胞が何らかの理由で自己成分に強く応答し，これが原因で自己に傷害を起こす病態が自己免疫疾患である．特定疾患（難病）に指定されているものも多く，対症療法ばかり用いられ副作用のない根本的な治療法は知られていない．標的となる自己抗原と傷害を受ける組織が特定の臓器に限定される臓器特異的自己免疫疾患と，体内に広く分布する全身性自己免疫疾患があるが，中間的なものもある．臓器特異的なものに内分泌腺の自己免疫性甲状腺疾患，心筋のリウマチ熱，消化管の自己免疫性萎縮性胃炎などがあり，いろいろな臓器が標的になる．全身性のものには全身性エリテマトーデス，慢性関節リウマチ，シェーグレン症候群などがあり，標的抗原は細胞がすべてもつ核の物質や全身にある免疫グロブリンなどである．

自己免疫疾患の原因

　遺伝的素因として主要組織適合遺伝子複合体（MHC）の型との関連が指摘されており，たとえば慢性関節リウマチはHLA-DR 4やDR 1をもつ患者が多い．これらのMHCクラスII分子が特定のT細胞レパートリーを形成したり，自己抗原の特定のペプチド部分を結合することが原因と考えられる．自己反応性のT細胞

やB細胞が応答を開始する原因として，細菌，ウイルスその他の感染が考えられている．細菌由来のスーパー抗原は，T細胞レセプターの一部の特定の配列に結合して自己反応性のものも含めてその抗原特異性に関係なくT細胞を活性化し，またB細胞を活性化するものもある．感染性微生物やウイルスがつくるタンパク質にはその一部に自己抗原の一部と配列の相同性が高いことがあり（分子模倣），自己反応性リンパ球がこの模倣抗原によって活性化される可能性がある．また相同性が見られなくても（degeneracy）外来抗原が自己反応性リンパ球を活性化できることも知られている．感染が，局所で抗原提示細胞上にMHC分子とともに現れる自己抗原を変化させ，自己寛容の成立していなかったT細胞を活性化させる可能性がある．また細胞死の一形態であるアポトーシスの異常，T細胞やB細胞内の情報伝達経路の異常などが原因になる可能性も指摘され，自己免疫寛容の破綻も原因と考えられる．

アレルギーとは

アレルギーは身体の外側にある外来物質（アレルゲン）が皮膚や粘膜と接触し，これに免疫系細胞のなんらかの異常が加わって引き起こされる種々の疾患である．日本では30％の人が何らかのアレルギー症状をもつと推定されている．疾患として，主なものに喘息，アレルギー性鼻炎，アトピー性皮膚炎，食品アレルギーがあり，また過敏性肺炎，アレルギー性結膜疾患，薬物アレルギー，多くの接触皮膚炎，一部の蕁麻疹なども含む．標的となる臓器に気道，皮膚，消化管，鼻，眼などがある．アレルゲンにはあらゆるものがあり，動植微生物とその分泌物，食物，人工および天然の低分子物質，金属などが知られている．遺伝的素因が指摘されている一方で，この20年間で急増していることから環境因子も重要であると考えられている．後進国よりも先進国，田園地帯よりも都会に多いことから衛生仮説（the hygiene theory）が注目されている．すなわち幼年期の感染によってTh1型になるはずのT細胞が，衛生状態が進んで感染が減ったためTh1型にならず，その後の感染でTh2型の応答が誘導されてアレルギーが引き起こされるという説である．しかし後進国でもアトピーが増えており明らかではない．

アレルギー反応

典型的なアレルギー反応を図1.18に示した．アレルギーに関係するサイトカイ

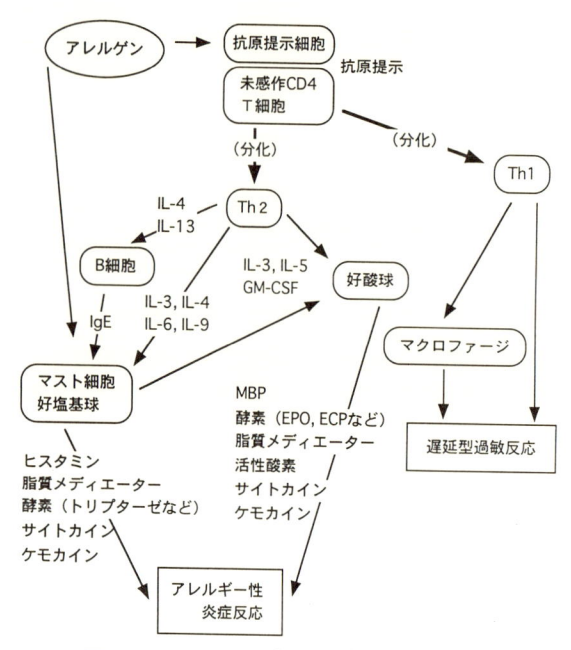

図1.18 アレルギー反応に関与する細胞と分子

Th1細胞はTh2細胞などに抑制的に働くこともできる．図では抑制的な反応は省略し，活性化するものを示した．MBP：主要塩基性タンパク質，EPO：好酸球パーオキシダーゼ，ECP：好酸球カチオンタンパク質．
脂質メディエーターにはアラキドン酸代謝物であるロイコトリエンや血小板活性化因子などがあり，マスト細胞・好塩基球からはやはりアラキドン酸代謝物であるプロスタグランジンが遊離する．タンパク質やヒスタミンは細胞内に保持されていたものが遊離し，脂質メディエーターは新たに合成されて分泌される．

ンはインターロイキン3(IL-3)，IL-4，IL-5，IL-6，IL-9，IL-13，GM-CSFなどのTh2型である．これらは主にCD4 T細胞(Th2細胞)から分泌され，またマスト細胞，好塩基球，好酸球，CD8 T細胞その他からも分泌される．遅延型過敏反応ではTh1型が関与する．IgEがアレルゲンと結合しさらに高親和性IgE Fcレセプター (FcεRI) に結合してマスト細胞表面上で架橋すると，脱顆粒が生じてケミカルメディエーターが遊離する．血中にある好酸球も血管を透過して組織に浸潤し，サイトカインによって活性化されて，生理活性をもつ顆粒を放出し，また各種メディエーターやサイトカインを分泌する．これらメディエーターが粘液分布亢進や平滑筋収縮などを起こしアレルギー症状を引き起こす．

〔飴谷章夫〕

1.14 細胞免疫の老化

胸腺の退縮と免疫系の老化

　免疫系の加齢に伴う変化の中で最も顕著な形態学的変化は，胸腺の萎縮である（Goldstein, 1979）．マウス胸腺萎縮の徴候は，胸腺皮質細胞のわずかな減少として6カ月齢で見ることができる．しかし実質的な変化はそれより遅れ，マウスにおいては12カ月齢ほどで胸腺の皮質と髄質の分離が起こり，細胞の萎縮と構造的変化の徴候が観察される（Takeoka et al., 1996）．胸腺萎縮で大きな影響を受けるのは，免疫機能の維持に必要な胸腺ホルモンの産生部位として知られる皮質であると考えられており，皮質の萎縮に伴う胸腺ホルモンレベルの低下が，免疫系の加齢に伴う変化を説明しうるものと考えられている．そのため，胸腺の萎縮と老化に伴う免疫応答の低下の関連から，胸腺は老化の"体内時計"であり，その機能を担っているのは胸腺ホルモンであると考える研究者も多い（Nabarra and Andrianarison, 1996）．実際に，加齢マウスを用いた研究あるいはヒトでの臨床治験から，これら免疫系および免疫応答の加齢に伴う変化の一部が，胸腺ホルモン投与により回復することが知られており（Hausman, 1985），免疫系の老化に対する胸腺萎縮の影響は大きなものであると考えることができる（Arking, 2000）．

　胸腺萎縮が，免疫の老化に対し重要な寄与を果たしていることは明らかであるが，その原因は内因性ではなく外因性のもので，おそらく神経・内分泌系に連関しているとする説が有力である．このことは，下垂体を除去した加齢マウスにおいては，対照群に比べ胸腺が大きいこと（Harrison et al., 1982），また胸腺のないヌードマウスにおいて神経・内分泌機能が減退すること（Daneva et al., 1995）などから推察されている．成体の免疫機能を調整するうえでの胸腺の役割は未だ解明されていない．しかし，胸腺が退縮せず加齢に伴って成長を続けるBuffalo/Mnaラットにおいては，加齢に依存した免疫機能の低下が観察されないことから，胸腺が免疫系を維持していく上で重要な役割を担っていることに疑いはないが，免疫系自体の複雑さおよび神経系・ホルモン内分泌系との相互作用を十分考慮に入れた上で，加齢に伴う免疫系の変化を考えていくことが重要である．

老化に伴うT細胞シグナル伝達の変化

　マクロファージや顆粒球による自然免疫系の機能は，老化に依存して大きな変

化を示さない．一方，リンパ球からなる適応免疫系の機能は加齢とともに低下が起こり，平均寿命をすぎる頃には1/10以下にまで低下するとされ，老化に依存した自己免疫疾患の発症や外来性皮膚移植片に対する拒絶能の低下の原因の一部を構成しているのかもしれない．この適応免疫系の加齢変化は，特に胸腺萎縮と相関したT細胞の機能低下として説明されている．T細胞ポピュレーションおよび機能の加齢変化としては，CD 8 T細胞数の減少，ナイーブT細胞の減少，メモリーT細胞の増加 (Miller, 1995)，T細胞サブセットにおけるTh 1/Th 2比の減少，CD 28⁻ T細胞の増加 (Merino, 1998)，外来刺激に対する増殖応答の低下などが観察されている．特に，加齢に伴う増殖応答の低下は，特定のTCRを導入したTCRトランスジェニックマウスにおいても観察されており，細胞内シグナル伝達経路の加齢変化によるものと考えられている (広川，1998)．

細胞内シグナル伝達経路の加齢変化としては，抗原持続刺激時のTCR再発現の遅延 (Wakikawa, 1997)，CD 3 ζ鎖のリン酸化の低下，各種レセプター発現の低下・異常 (IL-2レセプター，CD 28など)，抗原刺激に伴うイノシトールリン脂質代謝の低下 (Utsuyama, 1997)，チロシンキナーゼ活性化不全，カルシウム流入不全 (Miller, 1996)，プロテインキナーゼC (PKC) 活性化不全 (Fulop, 1995)，RasおよびJNK経路の異常 (Ghosh, 1995 ; Grossmann, 1995)，転写因子 AP-1，NF-κBおよびNF-AT活性の低下 (Whisler, 1993) などが報告されている．しかしながらこれら老化T細胞に見られる機能不全の多くは，PMAによるPKCの活性化とイオノマイシンによる強制的カルシウム流入により若齢T細胞レベルにまで回復することが知られており，老化依存的な影響を受けるのは，より上流のTCR直下のシグナル伝達分子であると推定されているが，その詳細については明らかとなっていない． 〔片倉喜範〕

文献

1) 広川勝昱 (1998)．老化研究の新たな挑戦 (井出利憲他編)，p.116，羊土社．
2) Arking R. (2000)．老化のバイオロジー (鍋島陽一他監訳)，p.458，メディカル・サイエンス・インターナショナル．
3) Daneva, T. E. *et al.* (1995). *Neuroendocrinology*, **62**:79.
4) Fulop, T., Jr. *et al.* (1995). *FEBS Lett.*, **375**:69.
5) Ghosh, J. and R. A. Miller (1995). *Mech. Ageing Dev.*, **80**:171.
6) Goldstein, A. L. *et al.* (1979). Physiology and Cell Biology of Aging (eds. A. Cherkin, *et al.*), p. 51, Raven Press
7) Grossmann A. *et al.* (1995). *J. Gerontol.*, **50**:B205.

8) Harrison, D. E. *et al.* (1982). *J. Immunol.*, **136**:2673.
9) Hausman, P. B. and M. E. Weksler (1985). Handbook of the Biology of Aging, 2nd Edition (eds. C. E. Finch and E. L. Schneider), p.414, Van Nostrand Reinhold.
10) Merino, J. M. *et al.* (1998). *Clin. Exp. Immunol.*, **112**:48.
11) Miller, R. A. (1995). Handbook of Physiology (ed. E. J. Masoro), p.555, Oxford University Press.
12) Miller, R. A. (1996). *Life Sci.*, **59**:5.
13) Nabarra, B. and I. Andrianarison (1996). *Exp. Gerontol.*, **31**:489.
14) Takeoka, Y. *et al.* (1996). *Int. Arch. Allergy Immunol.*, **111**:5.
15) Utsuyama, M. *et al.* (1997). *Mech. Ageing Dev.*, **93**:131.
16) Wakikawa, A. *et al.* (1997). *Mech. Ageing Dev.*, **94**:113.
17) Whisler, R. L. *et al.* (1993). *Cell. Immunol.*, **152**:96.

1.15　免疫応答制御物質

　免疫応答が生体の自己・非自己を識別し，非自己を排除するように機能しているおかげで，われわれは病原体から守られている．しかしながら，アレルギー疾患や自己免疫疾患のように好ましくない免疫応答に起因する疾患患者や，他人の臓器すなわち非自己を受け入れなければならない移植患者においては，免疫応答を制御しなくてはならない．現在臨床で使われている，あるいは開発中の薬剤について紹介する．

ステロイド

　ステロイド骨格を有するグルココルチコイド（GC）は強力な抗炎症作用をもち，各種サイトカインの産生を抑制することによって多彩な作用を示す．臓器移植，アレルギー疾患，膠原病，喘息など，さまざまな疾患の特効薬として用いることができる反面，感染症，副腎皮質機能不全，消化性潰瘍などの副作用がある．

　脂溶性のGCは細胞膜を通過したあと，細胞質あるいは核内に存在するGCレセプターに結合する．GC/GCレセプター複合体は，AP-1やNF-κBなどの転写因子と結合し，これらの転写因子が結合するべき遺伝子の発現を抑制する．たとえば，AP-1の阻害によってIL-2産生が，あるいはNF-κBの阻害によってICAM-1の発現が，それぞれ負の調節を受ける．また，GC/GCレセプター複合体は，DNA上のGC応答エレメント（GRE）と呼ばれるプロモーター領域と結合することにより，GREをもつ多くの遺伝子の転写活性を調節する．たとえば，NF-κB抑制タンパクであるIκBαの産生を誘導し，NF-κB依存性のIL-6やGM-CSFなどの産生を抑制する．

カルシニューリン阻害剤

サイクロスポリン A (CyA) は土壌真菌 (*Tolypocladium inflatum*) から，FK 506 (タクロリムス) は放線菌 (*Streptomyces tsukubaennsis*) からそれぞれ単離された天然物である．両物質は化学構造的な類似性は低いが，T 細胞抑制機構はよく似ている．CyA は CyA 結合性タンパクであるシクロフィリンと，FK 506 は FK 結合性タンパク (FK binding protein；FKBP) とそれぞれ結合し複合体を形成する．これらの複合体はカルモジュリン依存性ホスファターゼであるカルシニューリンと結合することにより，カルシニューリンの標的転写因子である NF-AT (nuclear factor of activated T cell) の脱リン酸化と核内移行が抑制される．その結果，NF-AT 依存性の IL-2, IL-3, IL-4, IL-5, GM-CSF などの遺伝子の転写が抑制される．NF-AT が T 細胞特異的に存在する活性化因子であるために，CyA や FK 506 は T 細胞を選択的に阻害する免疫抑制剤となっている．

1980 年代に CyA，続いて FK 506 が臨床に導入されてから，臓器移植の成績は著しく向上してきた．腎毒性などの副作用や過剰な免疫抑制による感染症の誘発などの問題点から，新たな薬剤が開発されてきているものの，依然として CyA, FK 506 のいずれかを中心にして，代謝拮抗剤，ステロイドを併用する療法が主流である．また，FK 506 は慢性関節リウマチに対する適応も試みられている．

代謝拮抗剤

アザチオプリンは核酸代謝系酵素を阻害し，臓器移植，腎疾患，SLE, リウマチ患者に使用されている．メトトレキセートはジヒドロ葉酸レダクターゼを阻害する結果 DNA 合成を阻害し，慢性関節リウマチに適用されている．ミゾリビンや開発中のミコフェノール酸モフェチル (MMF) はプリンの *de novo* 合成を，ブレキナールはピリミジンの *de novo* 合成を阻害することにより，リンパ球の増殖を阻害する．

抗体，タンパク質

T 細胞の CD 3 分子に結合する抗体 OKT-3 は，T 細胞レセプターからの活性化シグナル伝達を阻害し，臓器移植の領域で使用されている．抗 IL-2 レセプター抗体 (抗 CD 25 抗体) は，活性化した T 細胞表面に選択的に発現している IL-2 レ

セプターをターゲットとし，T細胞増殖を阻害するが，腎移植における臨床治験で有効性が示されている．また，抗CD4抗体と抗TNF-alpha抗体は慢性関節リウマチを，抗IgE抗体は喘息とアレルギー性鼻炎をそれぞれ対象疾患として，臨床開発されている．また，抗CD154 (CD40L) 抗体や，CTLA4とIgG (Fc領域) の融合タンパク (CTLA4-Ig) など，補助シグナル分子の相互作用を特異的に阻害する抗体や改変型タンパクは寛容誘導剤として期待されている．

〔藤根清考〕

2. 腸管免疫

はじめに

　ヒトの腸管は長さ7m, そしてそれを広げるとテニスコート1面分もあり, そこにからだ全体の免疫細胞や抗体の50％以上が集中している.
　この腸管免疫系の大きな特徴は, ①危険な病原細菌やウイルスは排除するが, ②食品や腸内細菌などの安全なものには寛容であり, またそれらを受諾することにある (図2.1).

腸管免疫器官
　最も多様で多量の抗原群に接する機会の多い腸管に, このように質的にも量的にも充実した免疫系を配置するのは, 生物のサバイバルという視点からきわめて合理的なことである. 腸管にある免疫器官は①腸管上皮細胞 (これもここでは免疫器官と呼んでおきたい), ②腸管上皮内リンパ球, ③粘膜固有層, ④パイエル板, ⑤クリプトパッチ, がその代表的なものである (p.80 図2.4). これまでのところ, これらの免疫器官は侵入してくる外敵から身を守るために次のような特徴

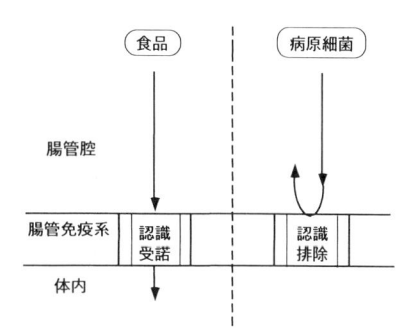

図2.1　腸管免疫系の"食品""病原細菌"の認識機構
腸管免疫系は病原細菌は排除するが, 食品は受諾する機構を備えている.

や役割をもつ．

たとえば腸管に存在している100兆個にも及ぶ腸内細菌との共生である．本来なら非自己である腸内細菌は排除される運命にあるはずであるが，これら腸内細菌に対しては寛容をもってあたっていると考えられる．そしてこれら腸内細菌は外来の病原細菌の侵入を阻止している．

また，食品由来のタンパク質抗原などが経口的に大量に入ってくるが，そのほとんどが消化され，分解され，いわゆる免疫反応を誘起する抗原性，ときにはアレルギーを引き起こすアレルゲン活性を失ってしまう．しかし，その一部（それでも大変な量の抗原である）は体内に入りアレルギーを起こす可能性は高い．そこで，腸管免疫系はこのからだに危害を加える免疫過敏反応を抑える働き（経口免疫寛容）をもつ．ただし，最近ではそのすべてを腸管免疫系が担っているのではないという研究も出されている．その詳細は第4章において述べられる．

次に，病原細菌が侵入してきたときには腸管免疫系はこれを認識しIgAを産生してこれを排除する．これまでIgAはパイエル板でIgA産生細胞へと分化すると考えられていたが，最近になってパイエル板以外の場所でも同様の現象のあることが確認されている．しかし，IgAをつくるために腸管免疫系が重要な役割を果たしていることには変わりない．

クリプトパッチは最近発見された腸管免疫の器官である．腸管上皮間リンパ球のうちCD8 $\alpha\alpha$ を発現しているT細胞はここにしか見られないがクリプトパッチはその分化の場である．それ以外への働きもあると考えられるが今のところ不明である．いずれにしろ，これらの器官が互いに協力しあって免疫系のフロンテアを支えているのである．

食品抗原と腸管免疫

経口的に入ってきた抗原（そのほとんどは食物由来であろうか）がどのルートで体内に入っていくかについては諸説がある．

まず食品由来のタンパク質抗原については，
① 腸管上皮細胞に取り込まれ，その後，たとえば腸管上皮リンパ球に提示される．あるいは取り込まれた後，提示されずにそのまま血管，リンパ管へと移行し，免疫系器官のどこかで免疫反応が開始される．
② 腸管上皮間にある隙間すなわちタイトジャンクションを通って体内に入る．

その後は①と同様に免疫器官のどこかで免疫応答が開始される．
③ パイエル板に入り，そこで免疫応答を開始し，その結果主として B 細胞はこの抗原に特異的な免疫グロブリン A 産生細胞となる．

　これら①，②，③のルートがどのような場合に選択されて利用されるのかは，今のところ明らかではない．

細菌と腸管免疫

　一方，病原細菌がどのような形で腸管免疫系あるいは全身の免疫系と接するかについては未解決の部分が多い．これまで，病原細菌などはパイエル板から取り込まれると言及されており，それを特に強く否定する研究も出されてはいない．しかし最近になって，腸管上皮間細胞間の間隙，すなわちタイトジャンクションから樹状細胞が顔を出しこれが細菌を取り込み，抗原提示しているとの報告もある．第3の道ともいうべきものである．パイエル板を経た場合とどのような違いがあるのか興味のもたれるところである．

　では腸内に生息し，常に腸管免疫系と接している腸内細菌群は，腸管の免疫系とどのような関係をもっているのだろうか．これらの菌に対しては免疫寛容が成立していると考えられ，それがどのような機構で成立しているのか，興味が尽きることはない．

経口免疫寛容は協力者に，IgA 産生は危険な侵入者に成立

　経口免疫寛容は食品アレルギーを抑制する機構と考えられるが，それがすべてではないであろう．たとえば経口的に体内に入ったほとんどのタンパク抗原に対しては寛容が誘導される．しかし病原細菌が侵入してきた場合に寛容が成立してしまっては困る．また共生している腸内細菌には寛容が成立しなくては困るのである．

　腸管免疫系はこのような危険なものと安全で共存できるものを識別し，危険なものにのみ免疫応答を開始する．経口的に侵入してくるものの多様性に対応した高度な判断をしている免疫系の調節機構である．

　経口免疫寛容についてはこれを積極的に利用してアレルギー自己免疫疾患の治療と応用も試みられている．この経口免疫寛容については第4章でさらに詳しく述べられる．

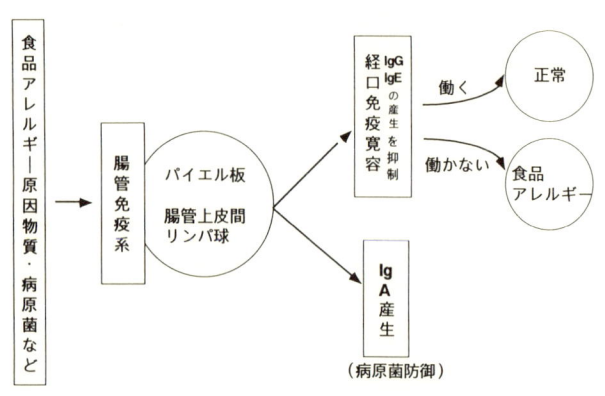

図 2.2　食品アレルギーと腸管免疫
腸管免疫系の特異的な免疫抑制機構（経口免疫寛容）は食品アレルギー反応の抑制に関与している．病原菌が侵入するとIgAが産生される．

　経口免疫寛容の対極にある免疫現象がIgAによる免疫作用である．抗原が経口的に侵入した場合，経口免疫寛容が成立すると述べたが，成立するのはIgG, Eなどで IgA には成立しない．経口免疫寛容は免疫グロブリンのクラスを選んで誘導されているのである．

　IgA に対して経口免疫寛容が成立しないのは，IgA が危険な病原細菌に対する防御手段として特別につくられるためであろう．腸管免疫系は何らかの危険を示す信号を病原細菌から受け取り，その信号によって IgA がつくられるのかも知れない．

　IgA 産生が腸管免疫圏で行われ経口免疫寛容の誘導は全身で見られるが，その理由は病原細菌のような危険なものに対しては免疫の最前線である腸管系ですぐに対応し，大量に入ってくる食品抗原などに対しては全身に拡がって，全身の免疫器官で寛容を誘導するためであろう．

　いずれにしろ，免疫系は経口的に入った食品にしろ不注意にも侵入を許してしまった病原細菌，そして共生している腸内細菌は明確に見分けているのである．

　以上をまとめたものを図2.2に示した．　　　　　　　　　　〔上野川修一〕

●レクチャー・ルーム●

腸管上皮内T前駆細胞のクリプトパッチでの発達分化

石川博通

　腸管粘膜最前線,すなわち1層の上皮細胞間には膨大な数の上皮内T細胞 (IEL) が分布する.マウスIELには$\alpha\beta$型T細胞抗原レセプター (TCR) を発現する$\alpha\beta$-IELと$\gamma\delta$型TCRを発現する$\gamma\delta$-IELが存在し,これらの大多数は胸腺を経由することなく発達分化することが提示されていた.

　マウス腸管を精査した結果,約1,500個のリンパ球からなる細胞小集積が陰窩 (クリプト) の粘膜固有層に存在することを見出し,クリプトパッチ (cryptopatch : CP) と命名した.CPは小腸に約1,500カ所,大腸には約150カ所存在するが,胃粘膜には検出されなかった.免疫組織化学的手法で細胞表面抗原を検索した結果,CPリンパ球の大多数は膜型チロシンキナーゼ (*c-kit*) やインターロイキン7のレセプター (IL-7R) およびTリンパ球抗原であるThy-1を発現することが判明した.以上から,CPリンパ球の細胞表面抗原は胸腺内未分化T細胞の細胞表面抗原とよく符合することが分かった.さらに,小さいながらもCPが間違いなくリンパ組織であることはCD11c/CD18インテグリンを発現する間質系支持組織としての樹状細胞 (20~30%) が見出されることで明らかとなった.電顕的検索によってもCPが単なるリンパ球浸潤でないことが確かめられた.

　次にヌードマウスのCPリンパ球を*c-kit*$^+$と*c-kit*$^-$とに分離精製し,それぞれを成熟TおよびB細胞を欠如するSCIDマウスへ移入した結果,*c-kit*$^+$ CPリンパ球を移入したSCIDマウスに成熟T細胞であるIELの発達分化を確認することができた.さらにサイトカインレセプターγ鎖欠損 ($\gamma^{-/-}$) マウスの腸管粘膜にはCPが検出限界以下であることを見出し,正常骨髄幹細胞を$\gamma^{-/-}$マウスに移入した結果,まずドナー由来のCPが形成され,引き続きこれら新生CP周辺の絨毛上皮内にドナー由来IELが出現することを確認した.以上より,マウスIELの腸管粘膜内における発達分化経路がリンパ骨髄系幹細胞→*c-kit*$^+$ CP IEL前駆細胞→TCR$^-$ IEL→TCR$^+$ IELと進行することが明らかとなった.ヒトやラットにもCP様のGALTが存在することも報告されており,今後の研究進展が期待される.

消化管における免疫病

三浦総一郎

　消化管に生じる免疫病は3つのカテゴリーに分けて考えると理解しやすい．
　第一は原発性免疫不全にともなう消化管病変で，結節性リンパ濾胞増殖症や難治性下痢や吸収不良をしばしば合併する．結節性リンパ濾胞増殖の大きなものでは悪性リンパ腫との鑑別が問題となる．
　第二は続発性免疫不全に伴う消化管病変で，有名なものとしてAIDSに伴う腸管感染症や絨毛萎縮をきたす吸収障害が知られる．AIDSでの腸管感染症の病原体も多彩で原虫（クリプトスポリジウム），細菌（マイコプラズマ，サルモネラ），ウイルス（サイトメガロウイルス）などが知られ，小腸での原虫感染ではコレラ様の大量の下痢をきたすに対し，サルモネラなどの大腸感染では血性下痢が主症状となる．
　第三のカテゴリーは，腸管病変の病態に免疫異常が想定されている疾患が挙げられる．この範疇には原因抗原が同定されているものといないものが含まれ，食物アレルギーは前者の代表といえる．Celiac病は日本人では見られないがコーカサス人では頻度の高い疾患で，小腸粘膜萎縮と吸収不良をきたす．本症は特異的なHLAにより規定され，小麦タンパクのグルテンに対する慢性腸管アレルギーと位置づけられる．腸管に慢性炎症をともなう遅延型アレルギーは牛乳などの食事アレルギーでも生じる可能性があり，また小腸移植後に生じる拒絶反応も遅延型アレルギーをきたす消化管免疫病の代表といえる．
　一方，原因抗原が不明であるが，自己免疫機序により腸管に慢性炎症が持続する疾患群があり，非特異症性腸疾患（IBD）と総称される．広義にはベーチェット病なども含まれるが，通称IBDという潰瘍性大腸炎とクローン病であり，若年者を中心に腸管に潰瘍をきたす疾患として頻度が増加しており注目をあびている．潰瘍性大腸炎では大腸の粘膜層のみに炎症が限局するのに対して，クローン病は小腸に病変をきたし炎症も全層性であり2つは明らかに異なるが，サラソピリンが治療に有効など類似点も多い．両者の病因の解明が急がれているが，潰瘍性大腸炎では大腸上皮に対するリンパ球の異常応答が，クローン病では腸管の透過性亢進とマクロファージの過剰反応が病態の中心と考えられる．しかしいずれもその引き金として食事や微生物抗原などの管腔内因子の関与が注目されてきており，食事や腸内細菌のコントロールが脚光をあびている．

腸管免疫システムの特性

清野　宏

　腸管は体の中に存在しているが，実は直接外界に接している臓器である．つまり，1層の腸管上皮細胞からなる粘膜が内部環境と外部環境の境界線を形成している．その薄層な粘膜を介して細菌，ウイルスに代表される微生物，アレルゲン，食物抗原，環境汚染物質など天文学的な数の異種抗原が存在する外界に常に暴露されている．われわれは食べたり，飲んだりして約1tにおよぶ食物を取り込んでおり，その取り込み量を考えただけでも腸管の働きぶりがわかる．そして，腸管なくしては生命体の存在がないといっても過言ではない．つまり，脳が発達していない原始的な動物にも腸管は存在している．腸管はただ単に消化・吸収・排泄をするだけではなく，外界から取り込まれるさまざまな抗原に対して第一線のバリアとして働き，善玉と悪玉を識別する能力をもっている．その中心的役割を果たしているのが粘膜免疫システムである．腸管における免疫システムの解明がこの四半世紀に著しく進み，粘膜免疫システムのユニーク性と重要性を知る幕開けとなったことはいうまでもない．ヒトの腸管粘膜の表面積はバスケットボールの一面分にもあたいするといわれ，その広大な体表面のバリアとして自然免疫系と獲得免疫系が巧みかつダイナミックな粘膜免疫システムを形成している．

　直接外界に接している腸管上皮細胞は物理的バリアとしてだけではなく，分泌液中のムチン，リゾチーム，ラクトフェリンなど自然免疫系の非特異的抗菌物質を産生する．さらに，腸管上皮細胞層の陰窩に存在するクリプトパッチに由来する胸腺非依存性T細胞集団の発達・活性化に必要なサイトカインであるSCF, IL-7, IL-15を供給している．また，粘膜免疫の中心的役割を果たしている分泌型IgAの誘導・制御に関しても腸管免疫機構は重要な働きをしている．腸管粘膜に散在しているドーム状のパイエル板に代表される腸管関連リンパ組織にはIgA免疫誘導に必要な樹状細胞，Th1・Th2細胞，IgA前駆B細胞などすべての免疫担当細胞が存在している．ドームを形成している上皮細胞層にはM細胞と呼ばれる抗原取り込み専門細胞が存在し，そこから一連の分泌型IgAと経口免疫寛容に代表される「正と負」のおのおのの免疫誘導が開始される．腸管免疫の中枢組織であるパイエル板の組織形成はすでに胎生期において巧妙なIL-7R・LTβ-Rを介したサイトカインシグナル制御のもとにプログラムされていることも分かってきた．腸管での免疫システムの詳細な解明は腸管を消化・吸収担当臓器という観点からだけではなく，生体にとって「最大の免疫臓器」という新しい概念を生み出している．

文　献
1) 清野　宏・石川博通・名倉　宏（編集）(2001)．粘膜免疫．腸は免疫の司令塔，中山書店．

2.1 腸管免疫系の構造と機能

a. パイエル板

構　　造

　パイエル板は小腸に点在するリンパ組織であり，マウスでは6〜12，ヒトでは180〜240個存在する．パイエル板は構造的にいくつかの部位により構成されている（図2.3参照）．通常，小腸管内は，絨毛を構成する一部であり，表面積が大きい微絨毛様形態を有する小腸上皮細胞により均密に覆われているが，パイエル板はその中に点在している．腸管内の物質と直接接触するパイエル板の腸管腔側は，後述するようにさまざまな物質の体内への侵入に関与しているM細胞およびそれを取り巻いている円柱上皮細胞により覆われ，その下部に subepithelium dome (SED) と呼ばれるマクロファージ，樹状細胞などが存在する領域がある．その下方に抗体産生応答など免疫応答を誘起する場となるいくつかの胚中心を形成するB細胞に富んだ濾胞域がある．濾胞域の周辺には傍濾胞域が存在し，T細胞の割合が高い．また，濾胞域と濾胞域の間は間濾胞域と呼ばれ，SEDとは表面分子の発現が異なる樹状細胞が存在することも明らかとなっている．M細胞は短い細胞突起を管腔側に配列させ，管腔にあるタンパク質などの物質や細菌，ウイルスま

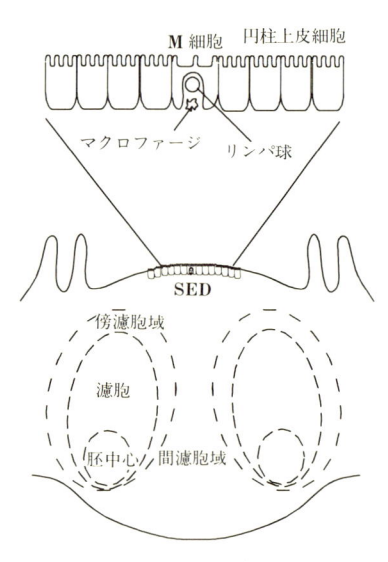

図2.3　パイエル板の構造

でも積極的に捕捉し組織内，すなわち体内へ取り込んでいる．M細胞はポケットと呼ばれる，B細胞やT細胞，マクロファージなどが入り込んだ空間を有し，また，細胞内にカテプシンEなどを有するのに加えMHCクラスIIの発現が認められることから抗原提示能力も有していると考えられている．しかしながら，抗原提示に必須と考えられている酸性プロテアーゼなどの処理酵素群の発現は低いため，抗原提示能はそれほど強くなく，実際にはM細胞により取り込まれた抗原はそのまま内側のマクロファージや樹状細胞などへ渡され，そこで処理を受け抗原提示されていると考えられている．

発　　達

パイエル板は出生期には発達を遂げていることから，出生後，曝される抗原，菌に対して速やかに応答を始める機能が備わっていると考えられている．他の2次リンパ器官の発達と同様にパイエル板の発達にはいくつかの因子がそれぞれ異なる発達段階で重要であることが明らかとなっているものの，リンパ節とパイエル板では発達において異なる面もみられている．発達は少々ユニークであり，最近，その機構の解明が進んでいる．

すなわち胎生期より始まるパイエル板の発達は大きく分けて3つの段階に分けられる．第1段階において，胎生期15.5日（E 15.5）より小腸においてVCAM-1$^+$細胞の凝集塊が認められ，パイエル板原基を形成する．ここにおいて，腫瘍壊死因子（TNF）ファミリー，TNF受容体ファミリーが重要な役割を果たすことが知られている．第2段階においてE 17.5程度にIa$^+$，IL-7受容体α^+，CD 4，CD 45$^+$，CD 11 c$^+$，F 4/80$^+$，c-fms$^+$の細胞がパイエル板原基に集積する．第3段階において出生直前にCD 3$^+$細胞やB 220$^+$細胞の集積がみられ，パイエル板を形成する．なお，その発達は空腸（jejunum）側から回腸（ileum）側へ進む．第2段階，第3段階では複数のケモカインの関与が示唆されている．

機　　能

以前より，パイエル板は腸管における独特の免疫応答であるIgA産生誘導の場，および，経口的に摂取された抗原に対して免疫応答が制御される経口免疫寛容の誘導の場として示唆されてきた．そのように考えられた理由として，上述したその位置，構造があげられ，それ以外に，パイエル板には脾臓やリンパ節と同

様に免疫応答を誘起するのに必要な細胞群が存在していることもそれを支持している．たとえば，in vitro において調製したパイエル板細胞に抗原を加えた場合，その抗原に対する T 細胞の増殖応答，サイトカイン産生応答，B 細胞の抗体産生応答などの免疫応答を誘導できる．さらに，in vivo において獲得した抗原を in vitro において提示できる，すなわち，抗原を経口投与したマウスより調製したパイエル板細胞は，in vitro において，他個体より調整した T 細胞の応答を，あらためて抗原を添加することなく誘導することが知られている．また，経口投与したマウスのパイエル板細胞は，投与してないマウスと比較して in vitro での抗原刺激に対し，異なる応答を示すことが知られている．また，パイエル板に存在する B 細胞は IgA$^+$ の割合が高いこと，経口免疫寛容においてパイエル板で抗原特異的に T 細胞の消失が誘導されていること，抗原の経口投与後，パイエル板において抑制性サイトカインである TGF-β を分泌する細胞が出現することも報告されている．これらの数多くの報告がパイエル板がそれらの誘導部位であることを示唆してきた．しかしながら，近年，パイエル板のないマウスでも腸管での IgA 産生は十分に誘導されること，また，経口免疫寛容も場合により程度が弱いながらも誘導が認められることが報告され，これらの現象の誘導部位としての機能をすべてパイエル板がになっていることは否定的な見解が受け入れられている．しかしながら，パイエル板を欠損するマウスにおいて腸管での IgA 産生は若干低下しており，また，経口免疫寛容においても低分子についてはパイエル板がなくても経口免疫寛容は誘導できるが，タンパク質などの高分子に対しては寛容誘導の程度が低いことより，パイエル板がそれらの応答に関与していることは明らかであり，今後どの段階でどのように関与するのが解明されることが期待される．

〔橋口昌章〕

b. 上皮系

生体防御バリアーとしての上皮細胞の機能

小腸の粘膜表層には，管腔内に突出している絨毛と，筋層側に窪んでいる陰窩が存在する．すべての粘膜表面を覆う上皮細胞 (IEC) には，吸収上皮細胞，杯細胞，基底顆粒細胞，パネト細胞の 4 種類の細胞が混在する．上皮の内側は粘膜固有層と呼ばれ，上皮と固有層の間には基底膜と呼ばれる丈夫な膜がある．

杯細胞は上皮内に散在し，糖質を多く含む粘液を産生し分泌する．この粘液は

食物の通過を容易にするとともに，IgA が含まれるなど細菌や物質に対するバリアーとして働く．パネト細胞は陰窩部分に集中しており，細菌溶解酵素のリゾチームなどのタンパク性物質を産生放出することで，陰窩内の微生物に対する防御に関わると考えられている．従来，粘液は非特異的感染防御に関わるとされてきたが，特定の寄生虫に対する選択的な排除にも関与することがわかってきている．他の免疫系からの種々のサイトカインやシグナル伝達の関与によって，量的な変化とともに質的な変化も生じる．

基底顆粒細胞とも呼ばれる消化管内分泌細胞は，消化液の他に消化管ホルモンを放出する．この細胞が産生する内因性ペプチドは，病原性大腸菌が産生する毒性ペプチドであるエンテロトキシンと同様の作用を上皮細胞に及ぼすことから，危険な物質あるいは微生物が腸管内に侵入してきた際の生体防御に関与すると考えられている．

上皮の主要な構成細胞である吸収上皮細胞は消化酵素を産生し，栄養素の取り込みを行う．管腔側には刷子縁と呼ばれる微絨毛があり，その表面には糖衣と呼ばれる細胞膜の糖タンパク質や糖脂質で構成された糖質複合体が発達している．摂取した食物を，アミノ酸や単糖のレベルまで分解する終末消化は微絨毛の表面にある酵素によって行われる．微絨毛間の隙間は非常に狭いため細菌は中に侵入することができず，刷子縁が物理的なバリアーになっている．

管腔内の物質が上皮を通過する場合，細胞間隙を通る場合と IEC 自体を透過する場合がある．通常，IEC 間はタイトジャンクションによって密着しており，イオンなど低分子物質以外は自由に通過できない．新生児では，IEC を経由してタンパク質などを取り込むことがあるが，離乳後にも抗原性のある物質が上皮を通過することがある．

抗原提示細胞としての上皮細胞の機能

IEC に取り込まれる粒子の大きさは制限されており，パイエル板を覆う高度に特殊化された IEC（M 細胞）からの抗原の取り込みを促進している．IEC は，直下に存在するリンパ組織から外来抗原（食物抗原や微生物抗原）を隔離する一方，上皮構造内で T 細胞（上皮細胞内リンパ球，IEL）と密に接触している．さらに粘膜固有層に存在する異なる T 細胞集団（粘膜固有層リンパ球，LPL）とも，半多孔性の基底膜を通じて基底面側で接触している．このため，IEC は抗原提示細

胞として機能し，腸管粘膜におけるT細胞応答を制御しうると考えられている．

IECが抗原提示細胞として機能するためには，抗原を内部に取り込みプロセシングすることができなければならない．IECは多様な分子を管腔面に発現しており，これが抗原レセプターとして働き，レセプターを介したエンドサイトーシスによって直接取り込むことで抗原プロセシングを促進している可能性がある．抗原提示細胞がCD4T細胞を刺激するために必要な主要組織適合遺伝子複合体(MHC)クラスII分子の発現はヒト，マウス，ラットのIECで観察され，粘膜の炎症時には発現の上昇が認められる．また，さまざまな in vitro モデルを用いてIECがMHCクラスII分子を介して抗原をプロセシングし，提示できることが報告されている．さらに，通常とは異なる経路によってプロセシングされるエピトープが存在することも示唆されている．

IECは極性の強い細胞で，管腔側と基底側では生化学的な性質が非常に異なる．MHCクラスII分子の発現は基底面に集中していて，この基底面でIELとLPLの両細胞に接している．また，同一の抗原でも，管腔面からプロセシングされるときと基底面からプロセシングされるときでは，抗原特異性が異なるT細胞クローンが刺激されることも報告されており，取り込まれる抗原経路により，処理されるプロテアーゼが異なる可能性が考えられる．IEC上に発現している表面レセプターにも極性があり，抗原の取り込みや細胞内輸送が調節されていると思われる．IECは通常，管腔側から細菌や食物由来の抗原に暴露されるが，炎症時のようにIEC間のタイトジャンクションが漏れやすくなると，抗原がIECの基底面に到達し，特異な作用をもたらす可能性がある．通常は管腔面で処理されるために，何ら応答しないか，もしくは経口免疫寛容に至る抗原に含まれる「病原的な」エピトープが，基底面から取り込まれることによって，直下のCD4T細胞に抗原提示される可能性も考えられている．

IEC近傍にCD28からの副刺激を必要とする「ナイーブ」なCD4T細胞が存在するとして，これをIECが刺激することができるかどうかは推測の域を出ていない．炎症がないときのIECではCD80やCD86といった副刺激分子の発現が認められないことから，腸管粘膜に存在するCD4T細胞の一部ではアナジーが誘導されることも考えられる．

一方，IECの基底面に発現しているMHCクラスI分子を介した機能も，典型的なものとは異なる場合が多い．たとえば，ナイーブなCD8T細胞に抗ウイルス

性の細胞傷害活性を誘導することができないなど，プロフェッショナルAPCとはクラスⅠ分子を介した抗原プロセシングが異なることが示唆されている．またIECによって誘導されるCD8T細胞の増殖が，クラスⅠ分子特異的な抗体を添加しても阻害されないという報告から，CD8T細胞に対するIECの抗原提示には，CD1dのような「非古典的」と呼ばれるクラスⅠ分子の関与も考えられている．CD1dはβ2ミクログロブリン（β2-m）と共存しない場合は管腔面に局在し，β_2-mと共存する場合は管腔面と基底面のいずれにも発現する．CD1dの細胞内領域にはエンドソーム局在モチーフが含まれていることから，抗原提示だけでなく，抗原の取り込みや抗原プロセシング経路への輸送にも関与すると考えられている．また，非タンパク質リガンドを抗原提示することができることから，IECのCD1dは，腸管上皮内に存在し比較的多形性を示さない$\gamma\delta$TCRをもつT細胞に対して細菌由来の脂質抗原を提示しているというモデルも考えられている．

〔山田　潔〕

文　献

1) 清野　宏他編（2001）粘膜免疫―腸は免疫の司令塔，中山書店．
2) Hershberg, R.M. and Mayer, L. (2000): *Immunol. Today,* **21**(3):123.

c. 粘膜固有層

粘膜固有層の構造

腸管の粘膜組織は厚い粘液層によって覆われており，その粘液層下に上皮細胞（intestinal epithelial cell；IEC），上皮細胞内リンパ球（intraepithelial lymphocyte；IEL）などが単層として形成される上皮層，さらにその下層の基底膜を介して接している粘膜固有層がある（図2.4）．

粘膜固有層には多数の形質細胞が存在し，細胞表層面にIgAを発現するB(surface IgA；sIgA$^+$ B)細胞から分化したIgA形質細胞がこの形質細胞全体の80％を占めている（腸管1mあたり10^{10}個）（Brandtzaeg *et al.*, 1999）．さらに粘膜固有層リンパ球（lamina propria lymphocyte；LPL）としてはB細胞のほかCD4T細胞やCD8T細胞が存在し，加えて，単球，マクロファージ，樹状細胞および，顆粒球系細胞，マスト細胞などの炎症性細胞などが不規則に存在している．また，マウス腸管陰窩にはクリプトパッチ（cryptopatch；CP）とよばれる未分化リンパ球小集積も同定されている（Kanamori *et al.*, 1996）．

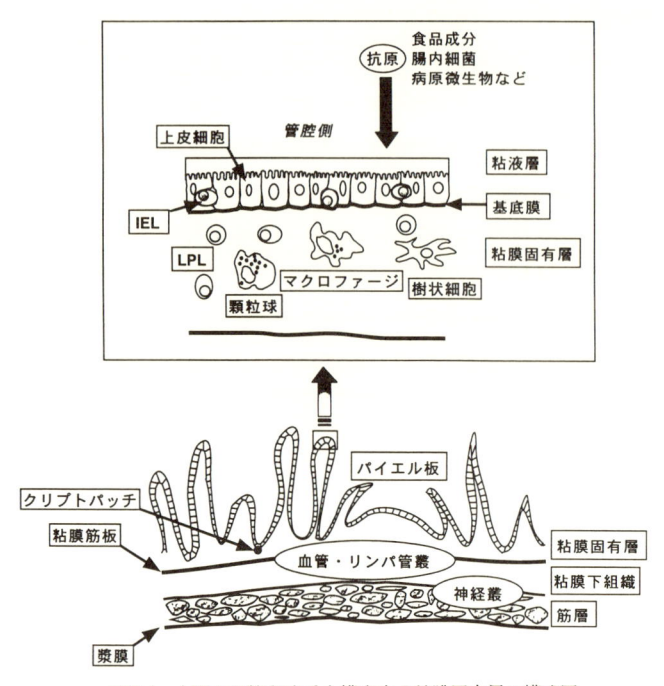

図 2.4　小腸の腸管免疫系を構成する粘膜固有層の模式図

　LPL は，そのほとんどがパイエル板などからのホーミングによって到達してきたものであると考えられているが，ここでみられる B 細胞系形質細胞には，末梢に多く存在する B2 (Mac-1$^-$, CD 23$^+$) 系形質細胞のほか，これとは分化発生経路の異なる B1 (Mac-1$^+$, CD 23$^-$) 系形質細胞があることが確認されている (Cebra et al., 1999)．T 細胞は CD4 T 細胞が優性 (65 %) で，そのうち 95 % 以上が TCR$\alpha\beta$ を発現しており，CD8 T 細胞も存在している (Abreu-Martin et al., 1996)．

　粘膜固有層から粘膜筋板を境に粘膜下組織があり，そこには血管・リンパ管叢が存在し，粘膜固有層と末梢組織との毛細血管・リンパ系を介したネットワークが形成されている．そして，腸管の漿膜側に接した筋層，および粘膜下組織には神経叢もみられ，免疫担当細胞間には腸管神経叢からの神経線維網も形成されている．

粘膜免疫実効組織としての粘膜固有層の機能

粘膜固有層は，腸管粘膜が食品抗原や腸内細菌，外来微生物・ウイルスなどによって常に暴露されていることで，その抗原感作による粘膜免疫応答を制御している実効組織としてとらえることができる．すなわち，分泌型IgA（secretary IgA; S-IgA）の産生を制御することで，微生物の粘膜上皮への接着阻止，毒素・酵素・ウイルスに対する中和作用，腸管での高分子吸収抑制などきわめて重要な生体防御機能を担っている．

誘導組織であるパイエル板などにおいて抗原が取り込まれると，sIgM$^+$ B細胞からsIgA$^+$ B細胞へクラススイッチが誘導され，これが粘膜固有層へホーミングしてIgA形質細胞として分布する（全身の形質細胞のうち70～80％が腸管粘膜固有層に存在し，さらにその80～90％がIgA形質細胞である）．そこで分泌されるIgAは少なくとも2分子がJ鎖とともに会合し，IECの基底部側にあるポリIgレセプター（pIgR）によってIEC内に取り込まれ，IECで産生された分泌小片（secretary component；SC）という糖タンパクと結合して，最後はIECの管腔側でSCのドメインの一部が分解されてS-IgAとして管腔側に分泌される．このとき，sIgA$^+$ B細胞からIgA形質細胞に最終分化する際に，IL-5やIL-6といったサイトカインによって分化が促進されている．なお，粘膜固有層においては，数多く存在するパイエル板由来B2系の形質細胞のほか，胸腺外分化したB1系の形質細胞もIL-5などによってIgA形質細胞へ分化していることが知られている（清野，2001）．

粘膜固有層には，単球・マクロファージ・樹状細胞といった抗原提示能をもつ細胞も多数存在していることから，外来抗原の侵襲に備えた生体防御態勢が整えられていると考えられ，LPLのCD4細胞はCD44^{hi}，CD45RO$^+$の発現が強く（名倉・大谷，2000），このことは末梢血T細胞にくらべて活性化状態にあると考えられている．

経口（食品）抗原に対する粘膜固有層における免疫応答

卵白アルブミン（OVA）特異的T細胞受容体トランスジェニックマウスに，20％卵白配合飼料を2週間自由摂取させると，脾臓細胞においてはIL-4産生応答が顕著にみられるのに対し，粘膜固有層の大腸LPLにおいてはIL-5およびIL-6の産生応答が亢進することから，外来微生物・ウイルスのみならず食品抗原に対

しても,IgA 産生を制御する粘膜固有層の免疫応答が維持されていることが考えられる.さらに,プロバイオティクスとしてその免疫学的な効果が期待されているビフィズス菌や乳酸菌菌体成分の経口摂取によっても腸管粘膜で IgA 産生を亢進させるものがあることから,食品として摂取することで生体防御としての腸管免疫応答を制御しうる可能性はきわめて高く,現在,粘膜免疫系における食品抗原特異的な免疫細胞の応答を細胞分子レベルで解明する研究が進められている.

〔細野 朗〕

文　献

1) Abreu-Martin, M. T. and Targan, S. R. (1996). Essentials of Mucosal Immunology (Kagnoff, M. F. et al. eds), p.227, Academic Press, San Diego.
2) Brandtzaeg, P. et al. (1999). Immunol. Today, 20(3):141.
3) Cebra, J. J. et al. (1999). Mucosal Immunology (2nd ed.) (Ogra, P. L. et al. eds) p.267, Academic Press.
4) Kanamori, Y. et al. (1996). J. Exp. Med., 184(4):1449.
5) 清野 宏 (2001).粘膜免疫―腸は免疫の司令塔 (清野宏他編),p.2,中山書店.
6) 名倉 宏・大谷明夫 (2000).臨牀消化器内科,15(3):253.

d. クリプトパッチ

クリプトパッチ(cryptopatch;CP)はマウス腸管の粘膜固有層陰窩部に存在するリンパ球集積である (図2.5).これは近年慶応義塾大学の石川らによって発見された (p.71のレクチャー・ルーム参照).マウスというたいへん広く使われる実験動物において,いまだに形態学的に新たな組織が発見されることは一種の驚きであるが,それはその大きさを考えるとうなずける.クリプトパッチは直径100 μm ほどしかなく,1つのクリプトパッチの中には約1,000個のリンパ球しか存在しない.クリプトパッチは十二指腸から大腸にかけて分布し,小腸あたり約1,500個存在する.クリプトパッチの名前は陰窩(クリプト)の粘膜固有層に分布するリンパ組織という意味からつけられたものである.

胸腺非依存的 IEL の存在

腸管免疫系を総称して腸管付属リンパ組織(gut-associated lymphatic tissue;GALT)と呼ぶが,GALT は系統発生的に見てヤツメウナギなどの最も原始的な脊椎動物においても存在している.哺乳類においては脾臓,リンパ節を中心とする全身免疫系が発達しているが,腸管がバクテリアや外来抗原にもっともさらされ

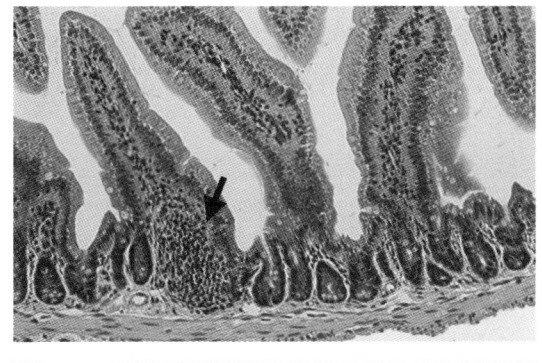

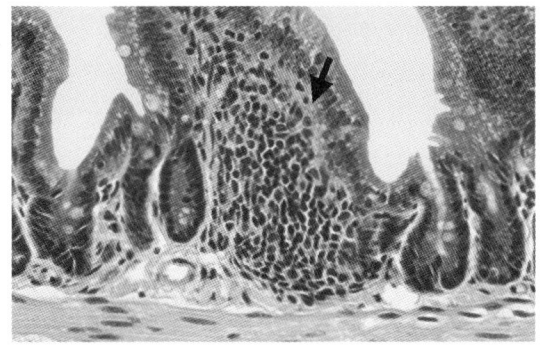

図 2.5 マウス腸管におけるクリプトパッチ（矢印）

る部位であるのはすべての動物において変わりなく，したがってわれわれほ乳類にも GALT の重要性は受け継がれている．高等生物において，血中，脾臓，リンパ節に存在する T 細胞が胸腺において発達分化することは免疫学の基礎である．実際，胸腺を自然欠損するヌードマウスは，パイエル板，腸管粘膜固有層を含むほとんどの末梢組織に T 細胞を欠いており，免疫不全マウスのもっとも古典的な代表例である．ところが，腸管上皮層にいる T 細胞群 IEL のうち，CD 8 $\alpha\alpha$ 型のものはこのヌードマウスにも存在している．たしかに，系統発生の系譜を考えると GALT の一部が胸腺非依存的に独自の発達分化過程を維持していると考えることはもっともなことであるのかもしれない．腸管そのものが胸腺非依存的 IEL の発達分化の場所であると長年考えられてきが，その決定的証拠には欠いていた．クリプトパッチの発見は，この問いに答えを見出そうとする過程のなかから発見され，答えそのものでもある．

クリプトパッチの特性

クリプトパッチ内のリンパ球の多くは，受容体型チロシンキナーゼである *c-kit* や IL-7 受容体 (IL-7 R) を発現している．これらは骨髄の幹細胞や胸腺の未分化細胞が発現している分子である．一方，成熟した T 細胞がもつ CD 3, TCR$\alpha\beta$ 鎖, TCR$\gamma\delta$ 鎖，あるいは成熟 B 細胞が発現する抗原受容体の構成分子である κ 鎖や μ 鎖などのは全く発現していない．このことは，クリプトパッチが IEL の前駆細胞集団であることを示唆している．また，一部の *c-kit* 陽性細胞は，T 細胞マーカーとして使われる Thy-1 分子や CD 4 分子も発現していることから，すでに T 細胞系列に運命決定したものであることが推測される．さらに，クリプトパッチには *c-kit* 陽性細胞のほかに，T 細胞の成熟に重要なサイトカインの産生をするストローマ細胞の標識である CD 11 c を発現する細胞も存在することも，この可能性をさらに支持している．

クリプトパッチ細胞による IEL の再構成

クリプトパッチが IEL 前駆細胞を含むという直接的な証明は，IEL を含むすべての T 細胞を欠如するマウスに，クリプトパッチ細胞を移入して，IEL が生成してくるかどうかをみればよい．しかし，クリプトパッチは直径 100 μm 程度の大きさしかないため，その細胞採取は容易ではないことがたやすく推測される．ところが，マウス小腸を縦方向に切開してシート状にした腸管を実体顕微鏡で観察するとクリプトパッチをかろうじて認識できる．そこで，石川らは，クリプトパッチを注射針 (内径 570 μm) を研磨して作製した金属筒を用いて打ち抜くことにより，腸管のその他の部位に存在するリンパ球の混入を最小限にして，細胞を調製する方法を開発した．この粗クリプトパッチ細胞フラクションから，*c-kit* 陽性細胞だけを FACS セルソーターでほぼ 100 ％ に純化し，免疫不全マウスである SCID マウスに静脈内投与する．SCID マウスは T 細胞レセプターの再構成が先天的に不全であるマウス系統で，先のヌードマウスと異なり，IEL も含めてすべての T 細胞が全く存在しないマウスである．経時的にこの間マウスの腸管，および他の免疫組織を調べていくと，約 1 カ月ほどで IEL および腸管膜リンパ節細胞に成熟 T 細胞が再構成されるのが確認できる．IEL は $\alpha\beta$-IEL, $\gamma\delta$-IEL どちらも再構成される．それに対し，胸腺細胞や脾臓細胞には成熟 T 細胞の再構成はみられない．また B 細胞は再構成されない．この移入実験は，クリプトパッチが IEL

前駆細胞を含んでいることが明白に示すものである．

クリプトパッチを欠損する遺伝子改変マウスとクリプトパッチの再構成

現代は，遺伝子操作いろいろなサイトカイン産生能を欠如させたマウス（ノックアウトマウス）がつくられている．いろいろなサイトカインをノックアウトしたマウスを解析した中から，共通サイトカインレセプター γ (common cytokine receptor γ；CRγ) 鎖のノックアウトマウスにはクリプトパッチが存在しないことが見出された．CRγ 鎖は，IL-2 R, IL-4 R, IL-7 R, IL-9 R, IL-15 R の構成成分の1つである．興味深いことに，この CRγ ノックアウトマウスには胸腺由来のT細胞がリンパ節や腸管に存在するが，胸腺非依存的な CD8αα 型 IEL は全く存在しない．さらに，CRγ ノックアウトマウスに正常マウスの骨髄細胞を移入すると，正常クリプトパッチが構成されるとともに，少し遅れて CD8αα 型 IEL もみられるようになる．このことは，クリプトパッチ細胞，特に *c-kit* 陽性細胞が骨髄由来であることを示すとともに，CD8αα 型 IEL の前駆細胞であることさらに裏付けている．

〔種田貴徳〕

2.2 腸管免疫細胞の特性

a. IEL, T細胞

人体にはリンパ節や脾臓などのいわゆる全身免疫系以外に巨大なリンパ装置が消化管に存在している．腸管内抗原の感作に重要とされるパイエル板や腸管腔内に分泌される IgA の主な生産場所である粘膜固有層がよく知られている．さらに小腸上皮には上皮細胞100個あたり10〜20個のT細胞が埋め込まれるように存在しており (Ferguson *et al*, 1977)，腸管上皮内リンパ球 (intestinal intraepithelial lymphocytes；IEL) と呼ばれている．これらの上皮内T細胞は，末梢系であるパイエル版や粘膜固有層などのT細胞とは性質が大きく異なっている．一例として IEL は末梢T細胞に較べて ConA などの各種マイトージェンや IL-2 に対する増殖応答が著しく低い．

特異的サブセット

また IEL のサブセット構成は複雑である．末梢と異なり CD8 T細胞優位であり，ほとんどの末梢T細胞は αβ 型T細胞抗原レセプター（以下，TCR）を発現

しているが，IEL には $\alpha\beta$ 型 TCR を発現するもの（以下，$\alpha\beta$-IEL）は約半数に留まり，残りは $\gamma\delta$ 型 TCR を発現している（以下，$\gamma\delta$-IEL）．$\alpha\beta$-IEL には CD 4 T 細胞，CD 8 T 細胞の他，$CD 4^+ CD 8^+$ T 細胞が存在する．$CD 4^+ CD 8^+$ T 細胞は末梢では分化中の未熟 T 細胞として胸腺内のみで見られるが，$CD 4^+ CD 8^+$ IEL は成熟細胞である．一方，$\gamma\delta$-IEL には CD 8 T 細胞と $CD 8^+ CD 4^+$ T 細胞が含まれる．また末梢 CD 8 T 細胞は CD 8 $\alpha\beta$ ヘテロダイマーを発現するのに対し，$\gamma\delta$-IEL と $\alpha\beta$-IEL の CD 8 T 細胞の半数は CD 8 $\alpha\alpha$ ホモダイマーを発現している．

T 細胞選択器官である胸腺が欠如したヌードマウスでは末梢 T 細胞と $\alpha\beta$-IEL の CD 8 $\alpha\beta$ T 細胞は欠損するが，$\alpha\beta$-IEL の CD 8 $\alpha\alpha$ T 細胞は存在する(Klein et al., 1986)．そこで $\alpha\beta$-IEL の CD 8 $\alpha\beta$ T 細胞は胸腺依存性 IEL（TD-IEL），$\alpha\beta$-IEL の CD 8 $\alpha\alpha$ T 細胞と $\gamma\delta$-IEL の CD 8 $\alpha\alpha$ T 細胞は胸腺非依存性 IEL（TI-IEL）と分類される．しかし TI-IEL にも，胸腺が欠損することで大きく減少するものがあるため，最近では，TD-IEL をタイプ aIEL，TI-IEL をタイプ bIEL と呼ぶこともある（Hayday et al., 2001）．タイプ aIEL は粘膜固有層や全身系との間を循環しているが，タイプ b は上皮内に留まっているようである．

IEL の機能

IEL の生理的機能についてはっきりしたことは不明である．多くは顆粒に富み，細胞傷害活性を示す．カルシウムイオノフォアや抗 TCR 抗体で刺激すると Th 1 細胞のリンホカイン（IFN-γ，IL-2 など）などのサイトカインを産生する．腸管上皮細胞が提示する抗原を IEL が認識している可能性も示唆されているが，タイプ a, b ともに末梢 T 細胞に較べて TCR の多様性は非常に乏しく，ごく限られた抗原を認識していると考えられている．

遺伝子操作で自己抗原として小腸上皮に卵白アルブミン（OVA）を発現したマウスに OVA を認識する TCR を発現した T 細胞を移入してタイプ aIEL を再構成しても，IEL は活性化しないが，この再構成マウスに OVA を組み込んだウイルスを感染させると，IEL の数は増大し，腸炎に似た症状を起こした(Vezys et al., 2000)．またサイトメガロウイルスやロタウイルス，トキソプラズマなどに感染したマウスからタイプ aIEL を取り出し，他のマウスに移入することで感染を防御できることが示唆されており，タイプ aIEL は腸内細菌が存在しない無菌マウス

では消失することも確認されている．これらからタイプ aIEL は自己抗原に触れても活性化しないがアナジーになることもなく，病原体の感染時に活性化することが推測される．一方，γδ-IEL は無菌マウスでも失われることはなく，細胞傷害活性も変化はないが，無抗原マウス(無菌マウスに食餌をアミノ酸で与えたもの)では細胞傷害活性が著しく低下する (Kawaguchi-Miyashita et al., 1996). γδ-IEL が食餌抗原に直接応答するのか，食餌抗原に刺激された小腸上皮細胞から何らかのシグナルを受けているかは明らかではない．また，δ鎖ノックアウトマウス(γδ-IEL が存在しない)では小腸絨毛のターンオーバーが遅いことが示唆されている (Komano et al., 1995). 加えて抗 γδTCR 抗体などで刺激すると KGF や EGF を産生することから，γδ-IEL は小腸上皮の恒常性維持に関与する可能性が示唆されている．γδ-IEL が経口免疫寛容に関わるなど，免疫応答を制御することを示唆する報告も存在するが，はっきりしたことは証明されていない．

発現，活性化

IEL の発現・活性化に関与する分子については多くは知られていない．MHC クラス I 分子の発現を安定化する β2 ミクログロブリン (β_2M) の欠損による MHC クラス I 欠損マウスの $\alpha\beta$-IEL はタイプ a, b ともに消失したが，ペプチドトランスポーターである TAP の欠損による MHC クラス I 欠損マウスではタイプ b が一部残存していた．ところで MHC クラス I 分子の他に MHC クラス I 類似の非古典的 MHC クラス I (MHC I b) 分子と呼ばれている分子群が知られており，β_2M と共発現している TL 抗原，CD 1, β_2M に非依存に発現する MICA/B などが発見されている．特に TL 抗原は腸管上皮細胞に大量に発現されており，TCR 非依存に CD 8 $\alpha\alpha$ と結合して IEL を活性化することが最近証明されている (Leishman et al., 2001). 一方，小腸上皮細胞上の TL 抗原は TAP 欠損で消失するが CD 1 分子は正常に発現するため，タイプ a$\alpha\beta$-IEL の少なくとも一部の発現には CD 1 が関与するのではないかと考えられた．

一方，β_2M や CD 1 を欠損したマウスにも γδ-IEL は存在するため，γδ-IEL には β_2M と結合しない MIC A/B のような MHC I b 分子が必要と考えられている．しかしながら MIC A/B は Vγ1Vδ1$^+$IEL を活性化できるが，その活性化は NKG 2 d という分子を介しているため，実際の γδTCR の関与は不明瞭である．おそらく IEL の発現，活性化のシステムは全体で非常に複雑で入り組んだもので

あると考えられる．

IELに代表される粘膜免疫系の理解は，粘膜ワクチンの開発などの必要性が高まる今後，ますます重要性を帯びてくると予想されている． 〔後藤真生〕

文　献

1) Ferguson, A. et al. (1977). Gut, 18:921.
2) Hayday, A. et al. (2001). Nature Immunol., 2(11):997.
3) Kawaguchi-Miyashita, M. et al. (1996). Immunology, 89:268.
4) Klein, J. R. et al. (1986). J. Exp. Med., 164:309.
5) Komano, H. et al. (1995). P.N.A.S., 92:6147.
6) Leishman, A. J. et al. (2001). Science, 294:1936.
7) Vezys, V. et al. (2000). Immunity, 12:505.

b.　パイエル板
1)　抗原提示細胞，T細胞

　腸管は経口的に摂取される食品や細菌・ウイルスなどの大量の抗原に常時さらされている．そのため腸管には多くのリンパ器官（腸管関連リンパ組織：GALT）が存在し，全身性の免疫応答とは異なった特有な免疫応答が誘導される．これにより腸管から侵入してくる病原体から身を守り，同時に食品アレルギーなどの過剰反応を抑制している．パイエル板は腸管免疫応答の誘導部位として考えられており，食品などの腸内抗原と免疫細胞の接点として重要である．パイエル板には抗原を取り込んでT細胞に提示する抗原提示細胞，抗原提示細胞の提示する抗原を認識して免疫応答を開始するT細胞，およびT細胞の産生するサイトカインや直接の相互作用によって抗体産生を行うB細胞など一連の免疫応答の誘導に必要な細胞がすべて存在している．

抗原提示細胞

　パイエル板はM細胞を介して腸管腔から多量の抗原を取り込んでいる．M細胞はそれ自身もMHCクラスII分子を発現していることから，抗原提示細胞として機能している可能性がある．しかし，抗原のプロセシングに必須である酸性プロテアーゼなどの酵素活性が低いことから，実際は取り込まれた抗原はパイエル板内部にそのまま運ばれると考えられている．パイエル板には特徴的な抗原提示能を示す抗原提示細胞が存在している．その中で特に詳細な解析が行われている細胞として，樹状細胞があげられる．樹状細胞は強力な抗原提示細胞であり，特

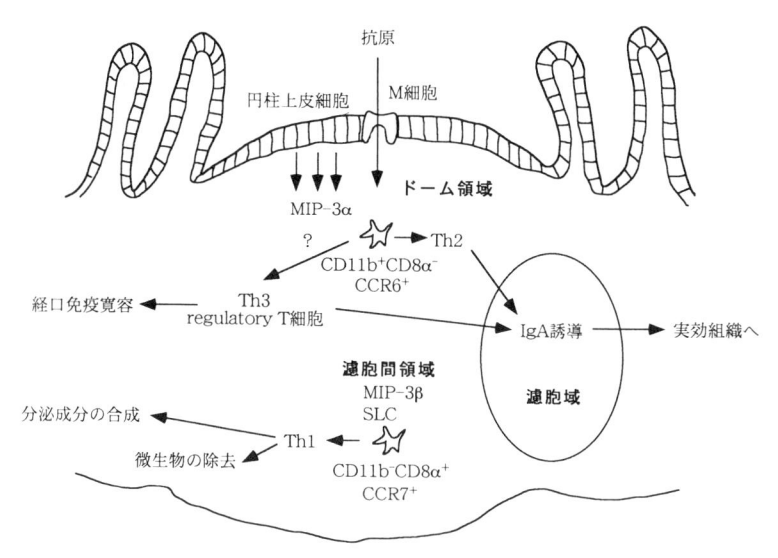

図 2.6 パイエル板の抗原提示細胞による T 細胞応答の誘導

に抗原未感作な T 細胞 (ナイーブ T 細胞) の活性化を誘導する能力に優れていることが知られている．パイエル板には機能の異なった樹状細胞が存在し，それぞれが特有な T 細胞応答を誘導する (Iwasaki and Kelsall, 2000)．マウスにおいて，細胞表面分子として CD 11 b$^+$CD 8 α$^-$ という表現型を示す樹状細胞は macrophage inflammatory protein (MIP)-3α というケモカインに対するレセプターである CCR 6 を発現しているため，パイエル板を覆う円柱上皮細胞の産生するMIP-3α によってドーム領域に多く集積している．これらの細胞によって抗原提示を受けた T 細胞は IL-4 や IL-10 などの Th 2 細胞のサイトカインを産生することが報告されている．一方で，CD 11 b$^-$CD 8 α$^+$ という表現型を持つ樹状細胞の多くは MIP-3β や secondary lymphoid organ chemokine (SLC) に対するレセプターである CCR 7 を発現し，濾胞間領域に存在している．このタイプの樹状細胞は T 細胞に Th 1 細胞のサイトカインである IFN-γ 産生を誘導することが示されている．また，パイエル板に存在する B 細胞やマクロファージなどの細胞もMHC クラス II 分子を発現していることから，現在まだ明らかになってはいないが T 細胞に抗原提示を行い免疫応答を制御している可能性が考えられる．

T 細 胞

腸管における免疫応答は IL-4, IL-5 などのサイトカインや IgA などの抗体産

生を主体とする Th 2 細胞の応答が優勢であると考えられている．一方で，Th 1 細胞の応答もサルモネラなどの細胞内寄生性微生物やウイルス感染からの防御や上皮細胞による分泌成分の合成の促進などの重要な役割を担っていることが知られている．

パイエル板の T 細胞はドーム領域の下に位置し濾胞領域を取り囲む T 細胞領域に多く存在している．これらの T 細胞の多くは細胞表面に CD 4 分子を発現するヘルパー T 細胞である．パイエル板に存在する T 細胞はその半数近くが活性化型の表現型を有しているとされている．しかし，単一の抗原を認識する T 細胞レセプターのみを発現するトランスジェニックマウスにおいては，認識する抗原に未感作の状態では活性化型の T 細胞はほとんど認められない．すなわち，パイエル板に存在する活性化型の T 細胞は抗原非特異的に活性化を受けているのではなく，全身免疫系の一般の T 細胞と同様に腸内細菌などの腸内抗原を認識して活性化したものであると考えられる．パイエル板の T 細胞は食品中のタンパク質などの抗原を認識し活性化すると IL-4 や IL-5，IL-6 などのサイトカインを産生し，IgA 産生に有利な Th 2 細胞優位な免疫応答を誘導する．このような環境下で刺激を受けたパイエル板の B 細胞は IgA 産生細胞への分化を決定づけられ，パイエル板を出て粘膜固有層などの実効組織に移動していくと考えられている．パイエル板の B 細胞の応答についての詳細は次項を参照していただきたい．Th 2 細胞優位な応答の一方で，先述のように IFN-γ を産生する Th 1 細胞応答も同時に誘導されている．Th 1 細胞および Th 2 細胞の応答のバランスは摂取した抗原の種類や抗原量などの要因によって複雑に制御されている．これらがどのようにして応答の方向性を決定しているかについては未だ明らかにはなっていないが，提示される抗原提示細胞の種類や，抗原提示細胞の活性化に与える影響の違いなどが関係していると推察される．

食品に対して Th 2 細胞の応答，特に IL-4 産生が過剰に誘導された場合に IgE の産生が誘起され食品アレルギーを引き起こしてしまうことがある．現在のところ，このような免疫応答が体内のどの部位で誘導されているのかについては明らかではないものの，パイエル板で誘導される IL-4 産生 T 細胞がなんらかの関与をしている可能性は否定できない．一方で，パイエル板では IL-10 や TGF-β などを大量に産生する T 細胞である調節性 T 細胞や Th 3 細胞が誘導されることが報告されている (Tsuji et al., 2001)．これらの細胞は経口摂取した食品などの

抗原に対して過剰な免疫応答が起こるのを防ぐ機構である経口免疫寛容に関与していると考えられている．これによってパイエル板における食品アレルギーに繋がるような過剰な免疫応答の誘導は抑制されている．また，TGF-β は IgA 産生細胞の誘導を促進するサイトカインでもあり，これらの細胞はアレルギーの抑制のみでなく IgA 産生の誘導にも寄与していると考えられる．

以上のようにパイエル板は食品抗原と免疫系との接点であり，生体防御において非常に重要な役割を果たしている．しかしながら，その研究は著しい進展を見せている途上であり，未だ明らかになっていない点も非常に多く残されている．新たな機能をもった細胞が発見されたり，本稿で述べた抗原提示細胞やT細胞の機能も腸内細菌などのさまざまな条件によって変化する可能性もある．今後も研究の発展に注目していきたい．

〔好田　正〕

文　　献

1) Iwasaki, A. and Kelsall, B.L. (2000). *J. Exp. Med.,* **191**(8):1381.
2) Tsuji, N. M. *et al.* (2001). *Immunology,* **103**(4):458.

2) B 細 胞

パイエル板は，脾臓やリンパ節と比べB細胞を含む割合が高く，しかもその多くが IgA 陽性であり，脾臓などの全身系・非粘膜系器官のB細胞とその表現型，機能の点で異なる．本項ではパイエル板B細胞の特徴と腸管粘膜免疫応答に果たす役割について述べる．

パイエル板 B 細胞の特徴

パイエル板のB細胞は，他の2次リンパ器官と同様，ほとんどがB2細胞から構成される．骨髄で分化したB2細胞は血流を循環し，その中から接着分子である $\alpha 4\beta 7$ を発現したB細胞が，$\alpha 4\beta 7$ のリガンドである mucosal addressin cell adhesion molecule-1 (MAdCAM-1) を介してパイエル板のB細胞領域にホーミングする．パイエル板にはM細胞と呼ばれる独特な上皮細胞が存在し，このM細胞を介して抗原は侵入する．M細胞を介して侵入した抗原によりB細胞が活性化し，非粘膜系リンパ器官と同様胚中心を形成する．胚中心反応は抗体遺伝子に体細胞突然変異とクラススイッチを誘導するが，パイエル板B細胞の特徴は，非粘膜系リンパ器官ではほとんど生じない IgA へのクラススイッチが促進されている点である．パイエル板B細胞における IgA クラススイッチの促進は，腸

管粘膜面に IgA 抗体を多量に供給し，外来抗原の侵入を防御するという生理学的な意味において非常に重要な現象である．しかし，なぜパイエル板において IgA クラススイッチが促進されているかという点に関してその詳細は不明である．*in vitro* で B 細胞を刺激する際に TGF-β を添加すると，IgA の抗体産生量が顕著に増加することや，B 細胞表面の TGF-β のレセプターを欠如したマウスでは IgA 産生がほとんど認められないことから，TGF-β が IgA クラススイッチを促進する因子の1つと考えられている（Cazac and Roes, 2001）．TGF-β はさまざまな細胞から産生されることが知られているが，パイエル板には TGF-β を産生する特殊なヘルパー T 細胞（Th3 細胞）が存在することが知られており，この T 細胞が産生する TGF-β が IgA クラススイッチの促進に寄与しているのかもしれない．

パイエル板の B 細胞は抗原提示細胞としても重要な機能を果たしていると推察される．パイエル板の抗原侵入口である M 細胞の周囲には，メモリー B 細胞の集積が認められる．これら M 細胞近傍に存在する記憶 B 細胞は，抗原提示に重要な CD 80, CD 86 を高発現し強い抗原提示能を有するため，M 細胞を介して侵入した抗原を T 細胞に提示し，粘膜免疫系に特徴的なヘルパー T 細胞サブセットを誘導することに寄与するのかもしれない．

M 細胞発達への関与

さらにパイエル板の B 細胞の重要な役割として，M 細胞の発達に関わることが最近明らかにされた（Golovkina *et al.*, 1999）．IgM の定常領域部分や可変領域の J 断片を欠損させたマウスでは，骨髄中での B 細胞分化が阻害され，末梢中に B 細胞が存在しない．しかし意外なことに，このマウスでは M 細胞が存在せず，M 細胞の分化・発達に B 細胞が重要な役割を果たしていることが明らかにされた．さらに，パイエル板のリンパ球は，腸管上皮細胞を M 細胞へ分化させる機能のあることも示されており（Kerneis *et al.*, 1997），これらの結果は，パイエル板の B 細胞が M 細胞の分化を誘導する何らかの刺激を供給している可能性を示唆するものである．B 細胞由来のどのような分子が M 細胞の分化・発達に寄与するのか，今後の解析が待たれるところである．

特異的な表現型

IgA 陽性細胞が多いという点以外にも，パイエル板の B 細胞と他の器官に存在する B 細胞と異なる表現型を示す．パイエル板は常に食物抗原や病原体に曝され

ており，B細胞の活性化と胚中心の形成が絶えず行われる部位である．通常，ヒト胚中心B細胞はCD38を高発現するため，CD38は胚中心B細胞とその他のB細胞とを区別するためのマーカー分子として使用されている．しかし，パイエル板のB細胞では，CD38の発現パターンが変化しており，パイエル板胚中心B細胞はCD38を発現していない．IL-5などの存在下でCD38に対する抗体を介してB細胞を刺激するとクラススイッチを誘導することから，CD38はB細胞を活性化する何らかのシグナルを伝達すると推察されているが，*in vivo*のB細胞活性化におけるCD38の正確な役割はこれまでのところ明らかにされていない．そのため，パイエル板のB細胞において，CD38の発現パターンが変化する生理的意義については今後の検討課題である．

機　　能

このように，パイエル板B細胞は腸管粘膜免疫系に対し，①IgAクラススイッチを誘導し，IgA抗体を供給する，②抗原提示細胞として機能し，T細胞を活性化する，③M細胞の分化・発達を促進する，という3つの重要な役割を果たすことが明らかにされている．そのなかでも，IgAクラススイッチを誘導しIgA抗体を供給する，という役割はパイエル板B細胞に特有の機能であると広く信じられてきた．しかし，最近の研究結果によると，IgAクラススイッチはパイエル板のB細胞に特有のものでなく，粘膜固有層のB細胞でも誘導されていることが明らかにされた（Fagarasan *et al.*, 2001）．さらにリンホトキシンβからのシグナルを阻害して，パイエル板の形成を阻害したマウスにおいてもほぼ正常なIgA抗体産生が確認されている（Yamamoto *et al.*, 2000）．これらの結果から，腸管粘膜面のIgA抗体のうち，パイエル板のIgA陽性B細胞から供給されているものは一部であり，IgA陽性細胞は粘膜固有層など他の部位からも供給されていると考えられる．以上のように，パイエル板B細胞はいろいろな角度から腸管粘膜免疫系に寄与する一方で，パイエル板B細胞に特有な機能はこれまでのところ発見されておらず，現段階では不明である．

〔高橋宜聖〕

文　　献

1) Cazac, B. B. and Roes, J. (2000). *Immunity*, **13**:443.
2) Fagarasan, S. *et al.* (2001). *Nature*, **413**:639.
3) Golovkina, T. V. *et al.* (1999). *Science*, **286**:1965.
4) Kerneis, S. *et al.* (1997). *Science*, **277**:949.
5) Yamamoto, M. *et al.* (2000). *J. Immunol.*, **164**:518.

2.3 食品抗原と腸管免疫系の相互作用

経口摂取されたタンパク質抗原に対しては，過剰な応答が起きないための免疫抑制機構「経口免疫寛容」が誘導される．しかし一方で抗体産生応答が誘導されることもあり，経口摂取タンパク質に対する免疫応答がアレルギー反応を誘発する場合もある．これら食品抗原に対する免疫系の反応には，食品抗原と腸管免疫系の複雑な相互作用が関与する．食品抗原のT・B細胞による抗原認識，T細胞の抗原認識に関わる抗原提示細胞の応答を中心に，他の食品成分，腸内細菌やその成分がこれを修飾する．また，腸管免疫系はパイエル板，腸間膜リンパ節，粘膜固有層，腸管上皮といった複数の器官・組織からなり，各組織・器官における免疫担当細胞の種類や性質が異なるため，どの組織・器官で免疫系に認識されるかによって，免疫応答の方向性が異なってくる．

食品抗原の取り込み

この腸管免疫系の中で，抗原の進入ルートとして特に重要と考えられているのがパイエル板と小腸上皮である．腸管に点在するパイエル板は，M細胞，FAE細胞（follicular-associated epithelium cell）と呼ばれる上皮細胞で覆われている．この中でM細胞は細菌などの侵入口として知られており，腸管中のタンパク質抗原をかなり高分子のまま取り込むと考えられている．一方，腸管上皮は腸管上皮細胞とその間に埋め込まれている形で存在する腸管上皮内リンパ球（intestinal intraepithelial lymphocytes；IEL）からなる．最近，樹状細胞が腸管上皮細胞間より浸潤して管腔側の抗原を取り込むことが示され，注目されている（Rescigno et al., 2001）．以後，これらの部位における相互作用を中心に述べる．

パイエル板における相互作用

パイエル板により取り込まれた抗原は，抗原提示細胞に取り込まれて抗原提示され，T細胞に認識される．これまでに経口抗原の投与により，パイエル板において，サイトカイン産生能の高いT細胞が誘導されることが示され，このことを裏付けている．経口アジュバント（免疫賦活物質）コレラトキシンとともに経口投与した抗原に対しては，パイエル板細胞において抗体産生ヘルパー機能の強いTh2型CD4T細胞が誘導されることが報告されている（Xu-Amano et al.,

1993). このようなアジュバントを使用した場合は，病原菌に対する応答を擬似的に誘導していると解釈可能だが，一方，食品タンパク質に対する応答は，アジュバントなしで投与した場合に相当する．アジュバントを用いずにタンパク質を投与した場合について，TGF-β や IL-10 を分泌する T 細胞が誘導されることが報告されている（Santos et al., 1994，Tsuji et al., 2001）．これらは免疫抑制性のサイトカインとして知られており，これを分泌する T 細胞は経口免疫寛容における調節性 T 細胞として，免疫応答を抑制していると考えられている．一方で，パイエル板に IFN-γ 高産生 T 細胞が誘導されることも確認されている（Shida et al., 2000, Tsuji et al., 2001）．また，抗原の経口摂取後にパイエル板において抗原特異的な T 細胞の分裂が観察される．パイエル板における T 細胞の応答を誘導する抗原提示細胞として主要な役割を果たすのは樹状細胞であると考えられている．パイエル板樹状細胞による抗原提示は，T 細胞を強く活性化し，Th 2 型のサイトカイン（IL-4，IL-10）産生を誘導する傾向があることが報告されている（Iwasaki and Kelsall, 1999）．しかし一方で Th 1 細胞も誘導する．

腸管上皮における相互作用

一方，もう 1 つの抗原侵入ルートとして考えられる腸管上皮に存在する IEL は CD 4$^+$ CD 8$^-$，CD 4$^-$ CD 8$^+$，CD 4$^+$ CD 8$^+$，CD 4$^-$ CD 8$^-$ の T 細胞から構成され，また $\alpha\beta$ 型 TCR を発現する T 細胞の他に他の免疫器官ではまれな $\gamma\delta$ 型 TCR を発現する T 細胞が多く存在する独特の T 細胞群である．食品抗原はこの IEL に認識されることが考えられる．筆者らは卵白アルブミン特異的なマウスに $\alpha\beta$ 型 TCR を発現するトランスジェニックマウスに卵白飼料を経口投与して，CD 4$^+$ IEL の抗原特異的な増殖能が増大することを見出している．一方，抗原の経口投与により IEL の数が変動することが報告されている．これらの結果から IEL が食品抗原をはじめとした腸管内の抗原に特異的に応答する可能性が考えられる．小腸上皮細胞は MHC クラス II 分子を発現し，*in vitro* で抗原を T 細胞に提示できることが知られている．これらの系では経口投与抗原は小腸上皮細胞によって IEL に提示されているのかも知れない．一方で，前述の樹状細胞による抗原提示が考えられる．ただし，他の部位で抗原を認識した T 細胞が上皮内に移動してきた可能性もある．

食品抗原とその他の部位との相互作用

食品抗原と粘膜固有層や腸管膜リンパ節の免疫担当細胞との相互作用については十分明らかにされていない．筆者らは食品抗原の経口摂取により粘膜固有層や腸管膜リンパ節細胞の抗原刺激に対するサイトカイン産生応答が変化することを見出しており，これらの部位において食品抗原が認識されていることが示唆される．さらに食品抗原は，血流などを介し，腸管免疫系以外の免疫組織に達し，そこで免疫担当細胞により認識されることも考えられる．たとえば，経口摂取抗原が胸腺において CD4T 細胞のアポトーシスを誘導する (Ueda et al., 2001)．

食品抗原と B 細胞

食品抗原は腸管免疫系の B 細胞にも認識され，IgA 抗体が産生される．また，血中に抗体産生が誘導されるが (Shida et al., 2000)，B 細胞がどの部位で抗原により活性化されるか明らかになっていない．腸管免疫系の B 細胞が活性化され，血中抗体応答に至るのか興味深い．

タンパク質抗原以外の食品成分と腸管免疫系の相互作用

食品中の微生物と腸管免疫系との相互作用は上記の食品タンパク質抗原に対する応答を修飾すると予想される．たとえば，乳酸菌の特定株は，抗原提示細胞のIL-12 産生の増強を介して，抗原に対する Th1 細胞応答を増強することが知られる (Shida et al., 1998)．また，食品抗原に対する免疫応答を食品中のさまざまな成分が修飾する．たとえば，ヌクレオチドや脂質がその例である．この中でヌクレオチドの摂取は小腸上皮細胞の IL-7 産生を亢進し，$\gamma\delta$IEL の割合を増大させることが見出され，また Th1 細胞応答を誘導する (Nagafuchi et al., 2000)．また，食品成分ではないが，腸管管腔内の腸内細菌，あるいはその代謝物も同様に腸管免疫系に大きな影響を与える．たとえば，無菌マウスにおいては，パイエル板の数が少なく，また IEL のうち $\alpha\beta$IEL 数が減少するなど (Umesaki et al., 1993)，腸管免疫系組織の発達，構成が影響を受けている．

食品アレルゲンと腸管免疫系の相互作用と食品アレルギー

食品アレルゲンと腸管免疫系の上記のような相互作用が食品アレルギーの発症に関与すると考えられる．筆者らは食品アレルゲンを摂取した TCR-トランスジ

ェニックマウスにおいて，血中の IgE 応答 (Shida *et al.,* 2000) や，小腸における炎症を観察しており，T 細胞認識の重要性を確認している．この食品アレルゲン特異的 T・B 細胞応答に，アレルゲンの吸収，食品成分や腸内細菌が影響する可能性があるが，詳細については明らかとなっていない．今後の解明が期待される．

〔八村敏志〕

主 要 文 献

1) Nagafuchi, S. *et al.* (2000). *Biosci. Biotechnol. Biochem.,* **64**:1459.
2) Shida, K. *et al.* (2000). *J. Allergy Clin. Immunol.,* **105**:788.
3) Tsuji, N. M. *et al.* (2001). *Immunology,* **103**:425.

2.4 抗原の腸管透過

　一般に，抗原は粘膜組織において，体外から体内へと取り込まれている．抗原が経口的に摂取された場合には，腸管の粘膜組織における物質透過性が，抗原に対する免疫応答に大きく影響することとなる．腸管粘膜層の表面は，1 層の上皮細胞と呼ばれる細胞からなるシートによりおおわれている．驚くことに，この上皮細胞層は，「栄養素などの積極的な取り込み」と，「有害物質の排除」といった相反する機能を同時に果たしているのである．

抗原の透過経路

　腸管管腔内に存在する栄養素，異物や病原菌などが，上皮細胞層を通り抜け体内へと侵入していくためには，(1)細胞内を通り抜けていく方法(経細胞経路：図 2.7-①～④) と，(2)細胞の間を通り抜けていく方法(細胞間経路：図 2.7-⑤) が考えられる．グルコース，アミノ酸，ジペプチドなどの主要な栄養素は，それぞれに特異的なトランスポーターによって輸送される(①)．また，脂溶性の物質は細胞膜を通り抜け細胞内を通過していく(②)．一方，タンパク質のような高分子物質は腸管上皮細胞の細胞膜を透過しないが，小胞に取り込まれることにより細胞内を輸送される．この経路を通る物質は，細胞内を通る過程で多くは消化されてしまうが (③)，上皮細胞層中に混在している M 細胞と呼ばれる細胞に取り込まれた物質はそのような消化を免れる(④)．その上，M 細胞により管腔内から吸収された抗原は免疫担当細胞が集まったところへと放出されることから，免疫応答に果たす M 細胞の重要性が考えられている．しかし，腸管管腔表面は約 200 m^2

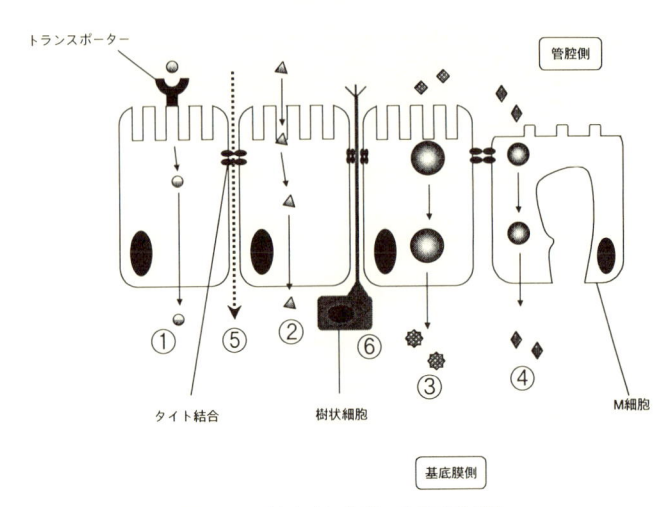

図2.7 腸管上皮細胞層の物質透過経路

もあるが，そのうちM細胞が占める割合はわずか0.1％にも満たない．したがって，抗原の体内への移行を考える上で上皮細胞の影響を無視するわけにはいかないであろう．

たとえば，腸管の炎症においては抗原の透過性が増すことがその病因のひとつであると考えられているが，そのような腸管においてはオボアルブミンなどのタンパク質の経上皮細胞経路による取り込みが上昇していることが示されている（Soderholm et al., 1999）．また，IFNγなど炎症に関連したサイトカインがタンパク質の透過性に影響を及ぼすことが報告されている．興味深いことに，たとえば，西洋ワサビペルオキシダーゼ（HRP）を使った実験では，上皮細胞層を透過後，HRPの多くが分子量1150程度と，MHC分子との結合に適したサイズのペプチドとして存在していた（Heyman and Desjeux, 2000）．事実，腸管上皮細胞自身が抗原を提示することもありうると考えられている（Kerneis et al., 1997）．

タイトジャンクションからの透過

腸管における抗原の透過性を知るには，上述の経細胞経路ばかりではなく，細胞間経路（図2.7-⑤）も考慮する必要がある．上皮細胞間の隙間は，タイトジャンクション（TJ）と呼ばれる細胞間の結合により閉じられている．水溶性の低分子に関しては比較的よくTJを透過することができるが，抗原となりうるタンパ

ク質，ペプチドなどの透過は，TJ により制限されている．TJ の構造や機能については多くの総説がある（Tsukita *et al.*, 2001 など）．

　TJ の結合はさまざまな内因性（サイトカインなど）あるいは外因性（細菌毒素など）の要因により「ゆるむ」ことがあることが明らかになってきた（Hochman and Artursson, 1994）．筆者らは，食品成分による TJ 調節について検討を進めている．市販されている野菜，果物，海藻，キノコ類など主に植物性の食品 100 種あまりについてその抽出物が TJ の透過性に及ぼす影響をモデル細胞系を使い検討した．ほとんどの食品抽出物は何の変化も及ぼさなかったが，トウガラシ類，ワサビに TJ の透過性を増大させるような成分が含まれているものと考えられた（Hashimoto *et al.*, 1997）．最近，エノキタケ中にも TJ の透過性を増大させるような成分が報告されている（Watanabe *et al.*, 1999）．

　また，牛乳は代表的なアレルゲンのひとつであるが，乳中の成分が TJ を調節している可能性も示唆されている．たとえば，乳脂肪の構成成分でもあるカプリン酸などの中鎖脂肪酸が TJ を開くことはよく知られている（Lindmark *et al.*, 1998）．一方で，TJ を安定化する作用を，牛乳タンパク質である β-ラクトグロブリンや血清アルブミン，あるいは，カゼインの分解ペプチドなどに，筆者らは認めており（Hashimoto *et al.*, 1998），そのアレルゲンとしての活性を考えると大変興味深い．このような現象は，未発達な乳幼児の腸管のバリアー機能が乳成分により補強されていることを意味するのかもしれない．

　病原菌などに対する免疫応答は腸管粘膜の重要な機能の 1 つであるが，M 細胞からの抗原（病原菌）の取り込みが重要なプロセスであると考えられている．最近，この免疫応答においても TJ の重要性が見出されている．すなわち，上皮細胞下の粘膜固有層に存在する樹状細胞が，自身も TJ タンパク質を発現しながら TJ を開き腸管内にセンサーを伸ばし，抗原を捉えていることが明らかになってきた（図 2.7-⑥：Rescigno *et al.*, 2001）．

　これまで述べてきたように，腸管における抗原の透過を考えるには，さまざまな内的・外的要因による TJ の調節作用を分子レベルで明らかにする必要がある．そのためには TJ の構造や機能に関する研究のさらなる進展が待たれるところである．

〔橋本　啓〕

主要文献
1) Hashimoto, K. *et al.* (1998). *Biosci. Biotech. Biochem.*, **62**(9):1819.
2) Heyman, H. and Desjeux, J. F. (2000). *Ann. N.Y. Acad. Sci.*, **915**:304.
3) Rescigno, M. (2001). *Nature Immunol.*, **2**(4):361.

2.5 腸管免疫細胞のホーミング

リンパ球は生体調節の必要に応じて炎症部位や組織など組織間を移動する能力をもつ．この移動をホーミングという．これらには遺伝的に先天的にホーミング先がプログラムされているものと，抗原やサイトカインなど環境からの刺激を受け，分化することでホーミング先が再プログラムされていくものがある．血液から腸管へのホーミングも，他の箇所へのホーミングと同様に，血管内皮細胞，特に特殊化した高毛細管 postcapillary venuile (PCV) との相互作用から始まる．パイエル板や腸管膜リンパ節では，この種の血管は恒常的に活性化されて，ふくらんで高い内皮細胞に裏打ちされている．腸管粘膜固有層ではリンパ球循環に関係する血管は少ないが，その内皮細胞も循環してくる細胞との相互作用を補助するために高く特殊化している．こうした血管のことを high endothelial venule (HEV) という．

ホーミングの機構

一般的にホーミング過程には複数の段階が存在し，各段階ごとに関わるシグナルや接着分子が異なる．リンパ細胞は表面に生えた絨毛を使って，標的となる内皮細胞と接触し，続いて血管内皮上を転がり始める(ローリング)．ローリングはリンパ細胞の血管内の移動速度を下げ，接触した内皮が活性化シグナル（Gタンパク質を介して働くと考えられている）を細胞に伝えやすくする．次に，活性化したリンパ細胞は機能を変化させ，細胞表面上の接着分子であるインテグリンの発現を増強する．活性化したインテグリンはリンパ細胞をそれ以上血液に押し流されないように血管内皮に結びつける．インテグリンによる内皮への接着は可逆的なので，それ以上シグナルがなければリンパ球は内皮層に潜り込んで組織を横断し，周辺組織に遊走し，数分以内に接着細胞は再び回転を始め，血管に戻っていく (Butcber and Picker, 1996) と考えられている．ホーミングが正しく進行するためにはホーミングの各段階で正確なレセプターリガンド対ができることが必要である．

ホーミングにはプログラムされた結果として，臓器特異性があり，各臓器とそこを目指す細胞にはそれぞれ特定のレセプターが発現している．腸管組織とそこに向かうリンパ球にもそれぞれ特定の分子が発現している．粘膜側では MAdCAM-1 (mucosal addressin cell adheision molecule-1) が代表的であるが，最近では VAP-1 (vascular adhesion protein-1) や VMAP-1 (vascular monocyte adhesion-associated glycoprotein) などの分子も発見され，腸管粘膜へのホーミングに重要ではないかと考えられている．

リンパ球側では $\alpha_4\beta_7$，L-セレクチン，$\alpha L\beta 2$ などが代表的である．これらの分子の発現が状況によって切り替わり，たとえばナイーブな細胞が感染部位にホーミング，感作を受け，分化した後，粘膜部位に再ホーミングし，新たなる感染を阻止するなどの全体としての生体防御システムの構築に役立つと考えられている．

MAdCAM-1

MAdCAM-1 はイムノグロブリンファミリーに属する分子であり (Streerer et al., 1988)，リンパ球が腸管免疫組織に侵入する部位である PCV に主に発現している．粘膜リンパ器官，特にパイエル板の濾胞樹状細胞 (follicular dendritic cell；FDC) に強く発現するが，末梢リンパ節には発現しない．MadCAM-1 は炎症部位につながる血管や乳汁を分泌している乳腺の他，気管支や神経系でも弱いながら発現が見られるが，肺や気管支の炎症部位へのホーミングにはほとんど関係しないと考えられている．MadCAM は口の粘膜や扁桃にも発現しないため，「粘膜組織全体」へのホーミングレセプターとは考えられていない．

$\alpha_4\beta_7$

$\alpha_4\beta_7$ はヘテロ二量体のインテグリンファミリーに属している．HEV や粘膜固有層の PCV からのシグナルによる $\alpha_4\beta_7$ の活性化はリンパ球の内皮への接着に重要であるが，無刺激でも循環するリンパ球は低量を微絨毛の先端に集約して発現している (Berlin et al., 1995) ので通常時でも，初期接触や結合，可逆的なリンパ球ローリングを補助する可能性がある．$\alpha_4\beta_7$ は MAdCAM-1 以外にもさまざまなフィブロネクチンや VCAM-1 (vascular cell adhesion molecule-1) をリガンドにするが，血中からの循環にこれらとの結合が必要であるという証拠はない．VCAM-1 は MAdCAM-1 とは発現部位が異なっており，主なリガンドは α_4

β_7 ではなく,$\alpha_4\beta_1$ である.VCAM-1 はパイエル板のストロマや粘膜固有層に強く発現されるが粘膜内皮にはほとんど発現されておらず,クローン病など炎症性腸疾患でも発現は増強しない.むしろ関節や皮膚,神経系の炎症部位に関わっている.腸管では $\alpha_4\beta_7$-MAdCAM-1 対が重要でそれ以外の炎症部位などでは $\alpha_4\beta_1$-VCAM-1 対が重要と考えられている.

セレクチン

セレクチンサブファミリーのC型カルシウム非依存レクチンであるL-セレクチンもまた粘膜へのホーミングに関係があると考えられている.末梢リンパ節の HEV の方がパイエル板の HEV よりL-セレクチンのリガンドを強く発現する(Warnock et al., 1998)ため,当初は末梢リンパ節へのホーミングレセプターであると考えられてきた.しかし,L-セレクチンは MadCAM-1 にも結合し,$\alpha_4\beta_7$ 同様にリンパ球表面の微絨毛の先端部分に発現していることが判明した.L-セレクチンはほとんどすべてのナイーブ細胞とメモリー細胞を含む循環リンパ球の大部分に発現する.

$\alpha L\beta 2$ (LFA-1,CD 11 a/CD 18)はインテグリンレセプターであり,ICAM-1,2,3と結合し(Carlos et al., 1994),ほとんどのリンパ球に発現されている.$\alpha_4\beta_7$ 同様リンパ球の活性化によって機能が活性化する.リンパ球の扁平細胞体に分布しており微絨毛中には存在しない.$\alpha L\beta 2$ のこの分布様式は HEV とリンパ球の接触時には重要な役割を果たしていないことを示唆している.$\alpha L\beta 2$ の機能はリンパ球が内皮に接着して活性化した後,リンパ球の固定,およびそれに続く内皮を横切るマイグレーション時に働くようである.

今後,さらなる研究の進展とともに,新しい重要な接着分子が発見されていくことが期待されている.

〔後藤真生〕

文献

1) Berlin, C. et al. (1995). Cell, **80**:413.
2) Butcher, E. C. and Picker, L. J. (1996). Science, **272**:60.
3) Carlos, T. M. et al. (1994). Blood, **84**:2068.
4) Streerer, P. R. et al. (1998). Nature, **331**:41.
5) Warnock, R. A. et al. (1998). J. Exp. Med., **187**:205.

2.6 腸管免疫系における抗体産生

a. IgA 産生の場

　腸管免疫系において，有害な病原体等に対する防御機構として代表的なものが免疫グロブリン（Ig）A 抗体産生である．IgA 抗体は，病原菌の腸管粘膜からの侵入阻止，毒素の中和，アレルゲンの侵入阻止などの働きを担うとされる．血中においては同じ免疫グロブリンでも IgG が主に産生されるのに対し，腸管免疫系など粘膜面では主に IgA が産生されるのが大きな特徴である．腸管における IgA 産生は古くから知られており，粘膜固有層に多くの IgA 分泌細胞が存在することが明らかとなっている．しかし，この IgA 分泌に至るまで IgA 産生誘導の「場」については，最近になってさまざまな新知見が得られている．

循環帰巣経路による IgA 産生とパイエル板

　これまで粘膜の IgA 産生機構に関し，「誘導組織」で抗原に対する応答性が誘導され，粘膜固有層などの「実効組織」において分泌型 IgA が産生されるという共通粘膜免疫システム（common mucosal immune system；CMIS）が主なものであると考えられてきた．IgA 誘導組織とは粘膜面を介して侵入する外来抗原を認識し，免疫担当細胞が活性化される部位であり，腸管免疫系においてはパイエル板であると考えられてきた．まずパイエル板が管腔にある抗原を取り込む．取り込まれた抗原は樹状細胞などの抗原提示細胞によって CD4 T 細胞に提示され，抗原特異的な T 細胞の作用により B 細胞が IgA 産生細胞に分化し，さらにこの B 細胞が粘膜固有層に移動して IgA 分泌細胞に分化するとされていた．マウスにおいて，パイエル板の抗原特異的な IgA 産生前駆 B 細胞を移入した場合に腸管の粘膜固有層で IgA 産生細胞に分化すること，また，抗原を経口投与したマウスのパイエル板において Th2 型サイトカイン産生を示す T 細胞が誘導されることなどから，IgA の誘導部位はパイエル板であると考えられていた．

　一方，最近の研究ではパイエル板は IgA 産生には必ずしも必要ではないことが報告されている．これらの研究に用いられているのが，パイエル板を欠損させる手法である．妊娠期に母親マウスに抗 IL-7R 抗体，あるいは LTβR とヒト IgG が結合したキメラタンパク質を投与することにより，パイエル板が欠損したマウスが誕生する．このようにして得られたマウスを解析した結果，パイエル板欠損

マウスにおいても粘膜面における抗原特異的なIgA産生が認められることが示され，パイエル板はIgA産生に必要不可欠ではないことが示されている（Yamamoto et al., 2000）．これに関して1つには，パイエル板が欠損した場合にはその他の組織がパイエル板の「誘導組織」としての働きを補う可能性が考えられる．この点，マウス小腸に存在する孤立リンパ小節は，パイエル板のB濾胞と類似した構造を有することが最近示され，代替器官として注目される（Hamada et al., 2001）．一方CMIS非依存型の抗原特異的なIgA産生が行われている可能性が考えられている．とはいえ，パイエル板が存在する場合に最も高い抗原特異的IgA産生応答が認められることから，パイエル板がIgA誘導部位の1つであることは確かである．

CMIS非依存性のIgA産生経路

最近CMIS非依存性のIgA産生経路の解明が大きく進展しつつある．これまでにT細胞欠損系統のマウスでも腸管においてIgAが産生されることが明らかになっていたが，さらにMacphersonらにより腸内の共生細菌抗原に対するT細胞非依存的な特異的IgA産生経路の存在が報告され，産生されたIgAはB1細胞由来であることが明らかになった（Macpherson et al., 1999）．B細胞は表面分子によってB1細胞とB2細胞の2種類のサブセットに大別され，一般的なB細胞はB2細胞である．B1細胞は胎生期に造血系組織から発生し血管系や脾臓などの循環系の末梢組織にも存在するが，成長後は腹腔内や胸腔内にのみ限局し，なんらかの刺激による自己増殖によって維持されているといわれている．腸管免疫系のIgA誘導組織と考えられていたパイエル板ではB2細胞が大半を占めており，B1細胞はほとんど存在しない．しかし，粘膜固有層などの実効組織ではB1細胞とB2細胞が同程度存在しており，B1細胞の抗体産生機構については明らかにされていなかった．この報告は，腸内細菌に対するIgA抗体がCMIS非依存性の経路でB1細胞により産生されることを示している．

さらに，Fagarasanらにより，粘膜固有層でもクラススイッチ（イソタイプスイッチ）が起こることが報告された（Fagarasan et al., 2001）．抗体産生応答においてB細胞により最初に産生されるのはIgMであるが，続いてクラススイッチを行い，IgG, IgA, IgEなど異なるクラスを産生する．CMISでは「誘導組織」においてクラススイッチを経たsIgA$^+$B細胞が血液循環系を介して粘膜固有層な

どの実効組織に到達し、sIgA⁺B細胞が形質細胞になりIgAを分泌するようになると考えられていた。しかし、実効組織と考えられてきた粘膜固有層でクラススイッチが起こることがわかった。今後、これらCMIS非依存性のIgA産生経路のさらなる解明が待たれる。

〔八村敏志〕

文献

1) Fagarasan, S. *et al.* (2001). *Nature,* **413**:639.
2) Hamada, H. *et al.* (2002). *J. Immunol.,* **168**:57.
3) Macpherson, A. J. *et al.* (2000). *Science,* **288**:2222.
4) Yamamoto, M. *et al.* (2000). *J. Immunol.,* **164**:5184.

b. IgA抗体産生機構

IgAへのクラススイッチと抗体産生細胞への分化

腸管粘膜ではIgA抗体が選択的に産生されるが、これはTGF-βやTh2型サイトカインなどによって、B細胞が選択的にIgAへクラススイッチするためと考えられている(Strober, 1994)。実際、B細胞上にTGF-βレセプターを欠損するマウスではIgA抗体産生が全くみられないことから、TGF-βレセプターを介するシグナルがIgAへのクラススイッチに必須であることが示されている(Cazac, 2000)。一方、腸管粘膜固有層におけるIgA⁺B細胞の抗体産生細胞への分化とIgA抗体産生にはIL-5が重要な働きを担っている。IL-5レセプターα欠損マウスでは、粘膜固有層のB-1細胞の減少に伴い、腸管粘液中のIgA抗体産生のいちじるしい低下が報告されている (Hiroi, 1999)。

自然IgA抗体と抗原特異的IgA抗体

腸管粘膜のIgA抗体は自然抗体と抗原特異的抗体に大別され、各々固有の機構により、異なる腸管組織の異なるB細胞サブセットにより産生されている(表2.1)。腸管粘膜で産生されるその大部分が自然IgA抗体で(Macpherson, 2000)、腸内細菌の侵入を防ぐバリヤー機能を果たしていると考えられている。特にpoly Igレセプターを欠損し、粘液中にIgA、IgMともに分泌されないマウスでは、腸内共生細菌に対する血中抗体価の顕著な上昇がみられ、腸管粘膜におけるバリヤー機能の破綻が認められる(Johansen, 1999)。一方、抗原特異的IgA抗体は高親和性抗体で、自然IgA抗体に比べはるかに優れた効率で、感染微生物に

表 2.1 自然 IgA 抗体と抗原特異的 IgA 抗体

IgA の種類	抗体を産生する B 細胞の種類	誘導に関わる主な組織	誘導に関わる主な免疫応答	T 細胞の関与
自然抗体（腸内共生細菌が主なターゲット）	B-1（腹腔由来）	粘膜固有層	自然免疫系	T 細胞非依存性
抗原特異的抗体	B-2（骨髄由来）	パイエル板	獲得免疫系	T 細胞依存性

由来する毒素抗原の中和，感染微生物の体外への除去，さらなる侵入の阻止などの感染防御機能を果たすことができる (Corthesy, 1999)．

自然 IgA 抗体の産生機構

自然 IgA 抗体は，主に自然免疫系を構成する腹腔由来の B-1 細胞によって産生されると考えられている．実際，粘膜固有層由来の B 細胞はパイエル板 B 細胞と異なり，B1 細胞と同様 CD 23 の発現がみられない (Fagarasan, 2001)．また B1 細胞は粘膜固有層に選択的に移行することも知られている (Murakami, 1995)．腸管粘液中の自然 IgA 抗体は主に腸内共生細菌由来のタンパク質抗原を認識する (Macpherson, 2000)．自然 IgA 抗体は，T 細胞欠損マウスでも産生されるが，無菌マウスではほとんど産生されず，腸内共生細菌を定着させることにより産生を誘導できる．すなわち，T 細胞など適応免疫系の関与なしに，腸内共生細菌による刺激によって IgA 抗体産生が誘導される(Macpherson, 2000)．IgA 抗体産生誘導に必要なシグナルに関しても，粘膜固有層由来の B 細胞は CD 40 L に非依存性であるなどパイエル板 B 細胞との間に違いがみられることから (Fagarasan, 2001)，粘膜固有層固有の IgA 抗体産生機構が存在すると考えられる．

特異的 IgA 抗体の産生機構

腸管の抗原特異的 IgA 抗体産生はパイエル板で誘導される．パイエル板の濾胞上皮細胞膜の M 細胞から取り込まれた腸管由来抗原は，抗原提示細胞によって提示され，それによって活性化された T 細胞との相互作用により，活性化 B 細胞の一部は胚中心細胞に分化する(Brandtzaeg, 1999)．パイエル板の胚中心では B 細胞の IgA へのクラススイッチが選択的に誘導され，さらに抗体遺伝子 V 領域に

は体細胞突然変異が蓄積される．アミノ酸置換により抗体の親和性が増大したB細胞は，濾胞樹状細胞やT細胞との相互作用により選択され，高親和性の記憶B細胞/抗体産生前駆細胞に分化し，その後リンパ循環および血流を介して腸管の粘膜固有層に移行し，抗体産生細胞に分化して抗原特異的IgA抗体を産生する（Brandtzaeg, 1999）．鼻粘膜リンパ組織の胚中心ではIgAクラスのみならず，IgGクラスの高親和性のB細胞も同程度の効率で産生されるが，その後何らかのメカニズムにより，IgAクラス選択的に高親和性のメモリーB細胞が産生され，粘膜および全身で，高親和性IgA抗体産生が記憶応答として誘導されることが明らかになった（Shimoda, 2001）．パイエル板においても同様な機構が存在するかについては興味深く，今後の研究が待たれる．

最近の研究から，パイエル板のみならず，粘膜固有層でもストローマ細胞の影響下でIgAへのクラススイッチが誘導されることが示された（Fagarasan, 2001）．さらにIgMの発現を欠きB細胞の分化異常を示すμMTマウスにおいて，IgAを発現するB細胞がパイエル板や粘膜固有層で確認され，腸管粘膜組織が骨髄外B細胞分化の場である可能性が指摘されている（Macpherson, 2001）．このように，腸管粘膜におけるIgA産生機構に関しては解明すべき魅力的な課題が数多く残されており，今後の研究が期待される． 〔下田美智子〕

文　献

1) Brandtzaeg, P. *et al.* (1999). *Immunol. Today,* **20**:141.
2) Cazac, B. B. *et al.* (2000). *Immunity,* **13**:443.
3) Corthesy, B. (1999). *Curr Top Microbiol Immunol.,* **236**:93.
4) Hiroi, T. *et al.* (1999). *J. Immunol.,* **162**:821.
5) Johansen, F. E. *et al.* (1999). *J. Exp. Med.,* **190**:915.
6) Macpherson, A. J. S. *et al.* (2000). *Science,* **288**:2222.
7) Macpherson, A. J. S. *et al.* (2001). *Nature Immunol.,* **2**:625.
8) McIntyre, T. M. *et al.* (1995). *J. Immunol.,* **154**:3156.
9) Murakami, M. and Honijo, T. (1995). *Immunol. Today,* **16**:534.
10) Shimoda, M. *et al.* (2001). *J. Exp. Med.,* **194**:1597.
11) Strober, W. and Ehrhardt, R.O. (1994). Handbook in Mucosal Immunology. (Ogra, P.L. *et al.* eds), 159, Academic Press.

2.7　腸内細菌と腸管免疫系の形成

無菌動物と通常動物

ヒトや動物の腸管内には数百種にも及ぶ微生物が存在しており，互いに共生あ

るいは拮抗しながら腸内フローラを形成している．マウス，ラットなどの実験動物に限られるが，無菌動物と通常動物の比較などから，通常環境に生息している動物にとって不可避である腸内細菌の存在が，宿主の腸管免疫系の発達に大きな影響を与えていることがわかってきた．たとえば，①小腸上皮細胞の MHC クラス II 分子の発現誘導，② $\alpha\beta$IEL の増加と細胞傷害活性の獲得，③パイエル板の発達，④上皮細胞の糖脂質のフコシル化（病原菌やウイルスの受容体活性のブロック），⑤ IgA 産生細胞数の増加，⑥マクロファージおよび好中球の活性化，⑦経口免疫寛容の誘導などが報告されている．これらはいずれも病原菌の侵入に対する生体防御や消化管における免疫調節に関連していると考えられる．

無菌マウスに通常マウスの腸内フローラを強制的に定着させる（通常化する）と小腸 $\alpha\beta$IEL の増加が観察されるが，これは胸腺除去の影響を受けない．また，ブロモデオキシウリジンの連続投与による細胞増殖動態の解析により，IEL の増加は腸上皮間コンパートメント近傍で起こっていると推定された(Imaoka et al., 1996)．この結果は，腸内フローラの定着に対して腸管免疫系が局所で速やかに応答していることを強く示唆し，IEL は腸内フローラの効果を解析する上で有効な指標となると考えられた．多種多様な腸内細菌の中で，特に腸管免疫系の発達に関与している"基本フローラ"ともいうべきフローラ構成が，ノトバイオートマウスを用いた解析によって明らかになってきた（Umesaki et al., 2000）．

小腸免疫系の正常化に影響を与える腸内細菌種

種々の動物の糞便とそれをクロロホルム処理したものを無菌マウスに投与すると，マウス小腸の免疫学的形質の発達に対して，ラットやヒトのフローラの定着は効果を発揮しないこと，マウスのクロロホルム耐性（すなわち有胞子菌）フローラの投与により通常化と同様の変化が見られることが明らかとなった（Okada et al., 1994）．大腸に定着している主要なクロロホルム耐性菌は clostridia であり，小腸では clostridia に加えてセグメント細菌(segmented filamentous bacteria；SFB）が定着している（図 2.8）．

SFB の定着は，小腸粘膜免疫系の活性化，たとえば $\alpha\beta$IEL の増加と細胞傷害活性の獲得，IgA 産生細胞の増加などをもたらし（Klassen et al., 1993; Umesaki et al., 1995），無菌マウスを通常化する過程で本菌に対するモノクローナル抗体を経口投与すると，通常動物型の形質への変換がかなり抑制されることが明らか

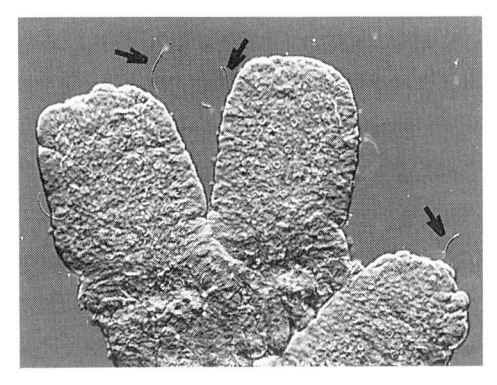

図 2.8 マウス回腸部絨毛に接着しているセグメント細菌

になっている．種々の動物から分離した SFB の 16 S rDNA 塩基配列を比較すると，同種の宿主に由来する SFB の相同性は高い一方で，異種の宿主に由来する SFB の相同性は低かった (Imaoka *et al.*, 1997)．したがって，小腸免疫系の正常化に関する腸内フローラ定着効果の宿主特異性は，動物種に特徴的なフローラ構成によるものではなく，SFB の宿主特異性によるところが大きいと考えられる．SFB の 16 S rDNA 塩基配列をもとに系統分類を行うと，基本的には宿主動物の系統に一致した系統樹が作製されることから，宿主形質の発現に密接に関与する SFB のような腸内細菌が宿主と共に進化してきたことが推測された．

大腸常在性細菌の役割

マウス大腸の主要な常在菌である clostridia の定着により，SFB 単独定着マウスで認められるような小腸の IEL 増加や MHC クラス II 分子の発現は起こらないが，大腸での IEL 応答，IgA 量の増加は認められた（表 2.2, Umesaki *et al.*, 1999)．一方，SFB の定着は大腸の IEL に対して影響を及ぼさなかった．常在性腸内細菌の定着効果は小腸と大腸では明らかな違いが認められ，通常環境下での腸内細菌の定着部位に対応して免疫系に影響を及ぼしていると考えられた．さらに小腸 IEL の CD 8 $\alpha\beta$/CD 8 $\alpha\alpha$ 比に見られるように，小腸常在菌の小腸形質への作用を大腸常在菌が補完していると考えられた．これらの腸内細菌の作用機構は不明であるが，おのおのの特徴的な性質，すなわち SFB の上皮細胞への接着，clostridia の代謝産物が免疫系に作用する因子として有力な候補といえるであろう．SFB 単独定着マウスの小腸 IEL の Vβ 使用頻度は無菌，通常マウスと比べて

表 2.2 無菌(GF)，SFB 単独定着(SFB)，clostridia 定着(clost)，SFB と clostridia 混合定着(SFB+clost)および通常化(Cvd)マウスにおける小腸および大腸の免疫学的形質(Umesaki, 1999)

	小腸					大腸				
	GF	SFB	Clost	SFB+clost	Cvd	GF	SFB	Clost	SFB+clost	Cvd
IEL[*1]										
$\gamma\delta$IEL/$\alpha\beta$IEL	3.22	0.83	2.94	1.15	0.85	0.31	0.14	0.19	0.21	0.47
CD4$^-$CD8$^+$/CD4$^+$CD8$^-$ in $\alpha\beta$IEL	5.55	18.55	6.28	15.00	11.87	2.01	2.44	7.17	7.67	8.84
CD8 $\alpha\beta$/CD8 $\alpha\alpha$ in $\alpha\beta$IEL	0.20	0.81	0.11	0.38	0.56	0.45	0.37	ND[*2]	ND	ND
IgA producing cells[*3]	15.7	63.1	19.6	102.1	82.7	17.0	78.8	27.8	44.1	56.4

[*1] IEL の表現型はフローサイトメトリーにより解析した．
[*2] ND，未測定．
[*3] 組織薄切切片を抗 IgA モノクローナル抗体で染色し，組織片 1×1 mm の区画に含まれる陽性細胞数を計測した．

大きな違いが認められなかったことから，SFB は抗原として TCR に認識されているのではなく，IEL の増殖因子の産生を誘導している可能性がある．

SFB と clostridia を混合定着させたマウスは，小腸，大腸ともに免疫学的形質がほぼ正常化されており，腸管免疫系の発達に関与する"基本フローラ"を有するマウスであると考えられた．ヒトでの解析も含め，腸内細菌の腸管免疫系への作用がさらに解明されれば，プロバイオティクスなどの有効利用にもつながると期待される．

〔今岡明美〕

主 要 文 献

1) Umesaki, Y. and Setoyama, H. (2000). *Microbes and Infection*, **2**:1343.

3. 食品アレルギー

はじめに

　アレルギーとは本来身を守る免疫反応が自分自身を攻撃し，炎症反応を起こしてしまった状態のことをいう．このアレルギーの患者は現在急激に増加している．アレルギー患者は全人口の30～40％にものぼると推定されている．急増の原因についてはさまざまな推定がなされており，たとえば食生活の洋風化，悪いストレスの増加，大気中の汚染物質の量や種類の増加などが挙げられてきた．

アレルギーの増加の原因

　しかし最近，新たに結核患者の減少や腸内細菌叢の乱れがアレルギー増加の原因であるという説が提出されている（衛生仮説）．最初の結核患者の減少が原因とする説は，たとえば結核菌感染者の感染度の強い（ツベルクリン反応が強く出る）子供ほどアレルギー罹患の指標の1つである血中の免疫グロブリンE値が低いという疫学的な調査から提唱された．グラム陽性菌である結核菌は感染した人の免疫学的環境をTh1細胞機能の高い方へと傾かせ，その結果，アレルギー発症と関係の深いTh2細胞の機能の低い状態に傾かせた結果であると理解されている．一方では，腸内細菌の細菌叢とアレルギー発症との関係も指摘されている．すなわち，腸内細菌叢にグラム陽性菌であるラクトバチルス菌やビフィズス菌が多い子供ほどアレルギーを発症した子供が少ないという説が提唱されている．

食品アレルギー発症頻度

　一般的なアレルギー（たとえば，ダニやカビアレルギー）の増加傾向は食品アレルギーにも認められる．3歳児を対象にした最近の調査によるとその約9％が食品によってアレルギー症状を示すと報告されている．この罹患率も予想以上に非常に高いもので，その理由が問われている．前述した一般的なアレルギーの増

加と関係があると考えられる．

発症年齢

食品アレルギーの特徴は発症年齢が低いことで0～4歳に集中している．その原因は，①幼少児の免疫学的環境はTh2型に傾いていること，②消化管が未発達で食品由来の抗原が通過しやすく，アレルギー原因物質（すなわちアレルゲン）になりやすいため，などであろうと考えられている．

食品アレルギーの問題点はこの低年齢層で発症することにある．すなわち食品アレルギーは後述するように卵や牛乳などの高栄養価の食品をアレルゲンとすることが多く，また同時に低年齢層はこれらの食品がなければ正常な成長を遂げられない．このジレンマを解決することが食品アレルギー研究の大きな目的である．

食品アレルゲン

ほとんどの食品がアレルゲンとなる．しかしながら食品アレルギー患者のアレルゲンは異なっている．しかもアレルゲンによってアレルギーを起こす人の割合は異なっている．現在わが国では卵，牛乳，小麦，ソバ，エビ，などをアレルゲンとする人が多い．

これら食品にはいずれも食べられている機会が多いこと，タンパク質を多く含んでいることなどが共通しているがそれだけで多くの人がアレルギーを起こす理由にはならない．これらの食品の成分のタンパク質がアレルゲンとなっているが，そのタンパク質構造の特性と，アレルギーの発症しやすさとの間には未だ決定的な関係は認められていない．今後の研究が必要であろう．

食品アレルギーの発症機構

食品アレルギーはダニ，花粉アレルギーと大きく異なって，アレルゲンが経口的に侵入する．そしてアレルゲンが消化器官にさまざまな作用を受けることも他のアレルギーと異なる．食品を摂ることの本来の意味は栄養をとることにあるから，もし常にアレルギー反応を起こすようなことがあればこれは生体にとってきわめて不利益なことである．したがって決してこういうことが起きないようにアレルギー反応を抑える経口免疫寛容機構が機能していることはすでに述べた．

これ以外にも各種消化酵素もアレルゲンを分解しアレルギーを起こす能力を失

わせているし，腸内細菌もアレルギーに抑制的に働いているものもあるし，そして免疫グロブリンAもアレルゲンの体内への侵入を抑えている可能性もある．

したがって，このような対アレルギーバリアーが機能していれば，食品アレルギーを起こすことは少ない．しかしこのバリアーが崩れてしまうとアレルギーを発症する可能性は高まる．

バリアーが崩れ発症して後のアレルギー発症機構は基本的には標準的なアレルギー発症機構と何ら変わりはない．

I型アレルギーを例にとると，その発症機構の特徴は次のように要約される（図3.1）．

① 通常の免疫反応と比較して非常に多量のIgEを産生する．
② 高い濃度のIgE産生は，抗原提示細胞，T細胞，B細胞による抗体産生機構においてそれに関与するタンパク質の遺伝子に変異が高い濃度のIgEを産生する方向に起きた結果と考えられる．
③ アレルギー患者では最終的なアレルギーにおける炎症反応に関与する細胞，たとえばマスト細胞や好酸球などにもアレルギーを発症させやすい変異が起きていると考えられる．

要するにアレルギー反応とはこのような遺伝的な変異が生じた場合に起きる過

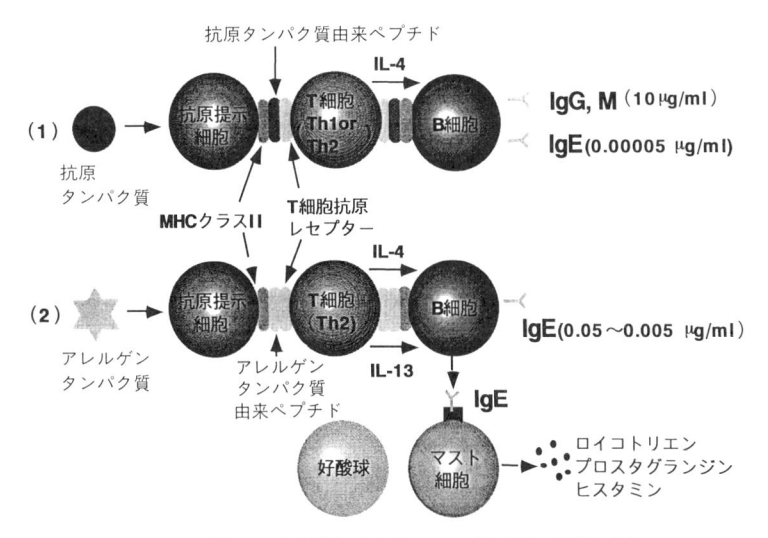

図3.1 免疫反応 (1) とアレルギー反応 (I型) (2)

敏な免疫反応なのである．また変異を起こした遺伝子がアレルギー遺伝子である．

　しかし，すでに述べたさまざまな遺伝的な要因のほかに，環境的な要因もアレルギー発症に関係する．これについてはすでに述べた．免疫反応あるいはアレルギー反応は生体を構成する細胞，分子，遺伝子の変異だけでなく生体外からの生体に対する何らかの刺激すなわち環境要因がアレルギー発症と関係する．それほど免疫，アレルギー反応は繊細なものであるということであろう．

〔上野川修一〕

●レクチャー・ルーム●

食品アレルギーの診断

河野陽一

　食品アレルギーは，気管支喘息などの呼吸器症状，下痢・嘔吐などの消化器症状，蕁麻疹・湿疹などの皮膚症状，あるいはアナフィラキシーなど多彩な臨床症状を示し，症状から食品アレルギーを診断することは困難である．そこで，詳細な問診により臨床症状の発現と特定の食品摂取との関係を把握し，この情報を基にアレルゲン特異的IgE抗体を測定する．また，アレルゲン液を用いた皮膚テスト（プリックテスト，スクラッチテスト，皮内テスト）を行う．これらのアレルゲン特異的な検査に加えて，総IgE値や末梢血好酸球数も診断の参考となる．しかし，これらアレルゲン特異的IgE抗体の検出や皮膚テストの陽性所見など，いずれの検査所見も食品アレルギーの診断に必ずしも直接結びつくものではないことに注意する必要がある．

```
問診
in vitro検査
　総IgE抗体
　アレルゲン特異的IgE抗体
　末梢血好酸球数
in vivo検査
　皮膚テスト
　（プリックテスト・スクラッチテスト
　　皮内テスト）
```
　→　食品除去試験　→　食品負荷試験
　　　　　　　　　　　open food challenge
　　　　　　　　　　　single blind food challenge
　　　　　　　　　　　DBPCFC

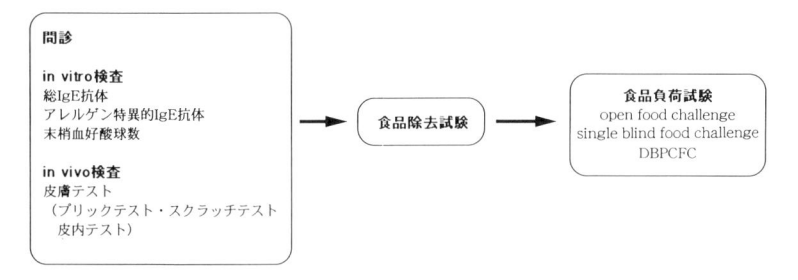

図　食品アレルギー診断の進め方

　続いて，疑わしい食品を除去し症状の改善を確かめる除去試験，および食品を負荷して症状発現の再現性を確認する負荷試験を行う．食品負荷試験は，医師の管理のもとで食品摂取による症状の発現を確認するものであり，最も重要な診断的意義を有する．しかし，臨床症状を基に判断することから患者および医師の心理的要因の影響を否定できない．そこで，検査内容が被験者にも明らかな open food challenge に代えて，プラセボを検査サンプルに併用する single blind food challenge や，さらに第三者であるコントローラーの下で施行する double-blind placebo-controlled oral food challenge（DBPCFC）が行われている．

●レクチャー・ルーム●

食品アレルギーの治療

飯倉洋治・今井孝成・神谷太郎・三浦克志

　食品アレルギーは反応が複雑で正確に頻度を把握するのは難しい．平成8年度の厚生労働省の即時型調査で12.8％と報告されている．この統計はわが国での初めての報告で，実際には摂取後数時間後，数日後に起こる遅発型反応，遅延型反応を含めると非常に多くの人が，食品によっていろいろな問題を起こしていると推定される．

　筆者らが調査した即時型の食物アレルギーの順位は，上から卵，牛乳，小麦であった．しかし，食品アレルギーはあらゆる食品が抗原となりうるので，今回は総論的な面と，各論についての検討を行なってみる．

食品アレルギーの治療の実際

　1) 総論的対応　食品によってはアレルギー反応の起こり方が経年的に弱くなる，すなわち，だんだんと問題の食品を摂取しても反応が弱くなってくる場合がこのケースである．しかし，いくら経過しても抗原性が変わらぬ食品もある．特に抗原性が変わりにくい食品はソバ，ピーナツ，エビ，小麦，カニで摂取には注意が必要である．一方，小児期に多い卵，牛乳は年齢が高くなると，だんだんと摂取可能になることが多い．

　このことは，食品アレルギー児の対応に重要なことで，食品によって異なる対応が必要になってくる．

　食品アレルギーは摂取量によっても症状の出方が異なることから，検査で何かが陽性に出たから除去を完全に行うことは決して良い方法でない．除去の基本はあくまで摂取して症状が出る場合で，どのくらいの量で症状が出たかでその後の対応を決めるべきである．

　2) 食品アレルギー治療の各論　抗原となる食品の工夫，除去による対応と，薬の使用による対応がある

　①食品の加工，処理：卵アレルギーの患者は卵がすべて摂取できないことばかりでなく，火を通すと摂取できる場合もある．たとえば，卵黄の主たるアレルギー成分であるオバルブミンは十分な加熱で抗原性が非常に少なくなり，摂取可能になる患者も非常に多い．また，ミルクアレルギー児に対して，ミルクの主たるアレルギー成分のラクトースを除去したミルクを与える．また，ミルクを加水分解して与える，アミノ酸ミルクを与えるなどの対応がある．このように，食品サイドの工夫でかなり摂取可能になる．

　②除去食療法：ここで問題なことは，アレルギー検査（特異的IgE抗体測定）だけで食品除去を行なってしまうことである．食物除去は必ず摂取すると症状が出る場合に，除去を考える姿勢が重要である．その場合，極力少量から与えて様

子を見て，症状が出ない量を少しずつ増量する方法がある．少量でも症状が出る場合は，3カ月完全に除去し，その後少し与えて経過を見る方法があるが，筆者は前者の方法をとっている．ただし，ピーナツ，エビ，カニ，小麦，ソバはかなり長時間除去する．

③薬の使用：問題の食品を与える15～30分前に抗アレルギー剤を投与して食品を与える方法と，連続的に抗アレルギー剤を投与しておく方法がある．

アトピー性皮膚炎と食品アレルギー

池澤善郎

　アトピー性皮膚炎 (AD) における食品アレルギーの症状は，誘発症状としてみると，IgE 抗体伝達性遅発性アレルギー反応や T 細胞伝達性遅延型アレルギー反応によるとされるかゆみ，紅斑，赤いブツブツ(紅色丘疹)，すでにある AD の各種皮膚病変のかゆみを伴った発赤増強（再燃）などで，そのほかに皮膚がカサカサしてくるとか，掻爬により二次的に苔癬化となることもある．また，重篤な症状として，発熱，タンパク尿，紫斑を伴うアルザス型アレルギー反応様の汎発性紅斑反応および IgE 抗体伝達性反応とされる鼻水，咳，喘息様呼吸困難，腹痛，下痢，汎発性蕁麻疹，ショックなどのアナフィラキシー反応が生じることもある．食物摂取から誘発疹の出現までの時間は，患者によりまた原因食物の種類やこれまでの病歴，症状によりかなり違いがあり，アナフィラキシーや発熱を伴う蕁麻疹や中毒性紅斑の場合通常 1 時間以内であるが，このような症例は乳幼児期を除けばまれである．症状は，通常，かゆみ，紅斑，紅色丘疹，もともとある皮疹の再燃などで，数時間後ないし 1 日後であるが，米などの穀物の場合連続摂取により数日後や数週間後さらに数カ月後に皮疹の悪化として見られることもある．食物性蕁麻疹は，軽症例の場合湿疹病変と無関係に生じる傾向があるが，中等症，重症例の湿疹病変の上に生じる場合掻爬により湿疹病変の悪化，拡大を引き起こす．このような食品アレルギーのほかに，AD では食物依存性運動誘発アナフィラキシー，接触蕁麻疹，接触蕁麻疹症候群，口腔アレルギー症候群 (oral allergy syndrome；OAS) のような特異な食品アレルギーがしばしば併発する．

　接触蕁麻疹は，卵，牛乳，エビ，生魚，リンゴ，バナナなどの食物が皮膚や粘膜に直接触れて生じる．患者血清中にこれら食物に特異的な IgE 抗体が検出され，プリックテストが陽性のため，IgE 伝達性アレルギーであり，果物や魚類などの食物に触れる手や口唇部に生じる．ゴムラテックスによる接触蕁麻疹やアナフィラキシー症状を伴う接触蕁麻疹症候群は，手袋やそれ以外の各種医薬・衣料品に用いられるゴムと反応するだけでなく，バナナ，栗，わさび，トマト，ソバなどの多くの果物，野菜，穀物と交差反応するため注意を要する．OAS は，食物摂取に伴い食物が直接触れた口腔咽頭，胃腸にアレルギー症状を来す症候群で，原因食物は果物，野菜が多く，ほかにもエビ，カニなどの魚介類また卵や小麦などが原因となる．接触蕁麻疹と同様に患者血清中にこれら食物に特異的な IgE 抗体が検出され，プリックテストが陽性のため，IgE 伝達性アレルギーであり，その症状は，果物，野菜の渋取後 5〜15 分後にかゆみを伴う口腔口唇粘膜のひりひり感や口唇の突っ張りなどで，時に花粉症様症状を伴う．また，腫張，血疱，水疱，血管浮腫などを生じ，腹痛，嘔吐，下痢などの消化器症状，さらに喉頭閉塞感や

アナフィラキシーショックを来すことがある．食物依存性運動誘発アナフィラキシー（FEIA）は，食物摂取後の運動より，コリン性蕁麻疹に似たピリピリ・チクチク感や激しいかゆみを伴う丘疹性膨疹と発赤で始まり，融合して大小さまざまな膨疹を形成し，時にアナフィラキシー症状をきたす．原因食物としては，日本では小麦，エビ，カニなどがよく知られている．最近，こうした症例では，運動の代わりにアスピリンのような消炎鎮痛剤を服用して原因食物を摂取しても同じような症状が出現することが報告され注目されている．

文　献

1) 池澤善郎(2001)．アトピー性皮膚炎に見る食物アレルギー，愛知小児科医会会報，74号：21-29.
2) 小倉英郎・小倉由紀子 (2001)．食物アレルギーの臨床とその諸問題，日本小児アレルギー学会誌，**15**(2):123-136.
3) アトピー性皮膚炎と食物アレルギー (1991)．スズケンPHC，**11**:35-50.
4) 池澤善郎 (2001)．特集「Oral allergy syndrome」の総論，アレルギー・免疫，8:837-844.
5) 大砂博之・河野真純・池澤善郎 (2001)．特集「Oral allergy syndrome」の Latex-fruits syndrome，アレルギー・免疫，8:894-900.

3.1 食品アレルゲン

食品アレルゲンのほとんどは食品中に含まれるタンパク質である．したがってタンパク質を含む多くの食品が，食品アレルゲンを有する．

これまでに食品に対しアレルギーを示す患者が多い食品を主な対象として，その食品中のアレルゲンの同定と構造解析が積極的に行われている．その成果は，ある患者にアレルギーを引き起こすアレルゲンの同定ということだけでなく，治療に用いられるものとして期待されている．治療への応用例の1つとしては，低アレルゲン化食品の開発がある．すでにアレルゲンの構造解析の結果を利用し，育種学的・遺伝子工学的手法に基づき，アレルゲンをその原因食品から根本的に除去する，もしくはアレルゲン性の低いものに変換するという方向で，低アレルゲン化食品の開発がすすめられている．

ここでは，食品アレルゲンについて解説するにあたり，これらの応用への可能性をふまえ，その種類，頻度，構造的特徴，他のアレルゲンとの交差反応性について述べる．

種　類

食品アレルゲンを含む食品は数多く存在するが，その原因となる食品については，人種により違いが認められる．すなわち，何が食品アレルゲンとなるかについては，その国や土地の環境，食習慣に依存するものであり，北欧における魚アレルギー，アメリカにおけるピーナツアレルギー，日本における米やそばアレルギーなどは，そのよい例である．

平成11年度における厚生省食物アレルギー対策検討委員会の報告による日本における抗原別頻度の結果では，原因食品は上位のものから，卵（27.3％），牛乳（18.0％），小麦（10.0％），そば（5.3％），えび（3.5％），ピーナツ（2.2％）となっている．上位3品目で全体の55.3％，上位5品目で64.1％を占める．平成9年度までの報告では，三大アレルゲンは，卵，牛乳，大豆といわれてきたが，平成10年度以降変化が認められた．

その原因は，日本における食生活の欧米化を反映したものと考えられる．また，このような変化は食品アレルギー患者の年齢層の変化を反映したものである．すなわち，これまでは，食品アレルギーは，乳幼児のかかる疾患であり，成人にな

るにつれ治癒する疾患として，考えられてきた．しかし，小麦やそば，えび，ピーナツをアレルゲンとする食品アレルギーの場合，牛乳や卵の場合と比較し，成人においても問題となるアレルゲンであり，今後食品アレルギーも全年齢層を対象とした疾患となることが予想される．

その他原因となる食品の詳細は，大豆，木の実（アーモンド，ブラジルナッツ，ヘーゼルナッツ，くるみ，ピスタチオ，カシューナッツ），魚（たら，にしん，鱸，かれい，なまず），甲殻類（えび，いか），軟体動物（カタツムリ），穀類（小麦，ライ麦，大麦，からす麦，米，そば，とうもろこし，雑穀）があげられる．また，近年花粉症患者において，果物，野菜の摂取により口腔粘膜に限局した即時型アレルギー反応を示すことが報告されている．この疾患は口腔アレルギー症候群と呼ばれている．この疾患の原因にはIの構造的特徴が影響しているといわれている．すなわち，花粉アレルゲンのひとつである Bet v I，Bet v II とさくらんぼ (Pru a I)，りんご (Mal d I)，洋梨 (Pyr c I)，セロリ (Api g I)，にんじん (Dau c I) などの果物や野菜に含まれるアレルゲンとの間で，タンパク質とそれをコードする遺伝子の両面で，抗原構造の相同性が高いことが証明されている．そのため花粉に対しアレルギーを示す患者の免疫系は，このような果物，野菜のアレルゲンを類似のものとして認識することにより，反応が引き起こされるのである．このような類似の構造をもったアレルゲンどうしに対して引き起こされるアレルギー反応を交差反応といい，そのような性質をもつアレルゲンを交差反応性があるという．同様の例は，ヨモギとセロリ，りんご，キウイ，ピーナツとの間，ブタクサとメロン，バナナ，アボガド，キウイ，くり，パパイヤとの間，ダニのトロポミオシンと，かたつむりやえびのトロポミオシンとの間にも観察されている．このように，交差反応性を有するアレルゲンを含む食品をあわせると，非常な数の食品が食品アレルゲンを含み，その同定はもちろんのこと，治療における原因食物の探索も困難を極めることが予想される．

構造的特徴

さて，そのように多種多様に存在する食品アレルゲンであるが，そのアレルゲンとしての構造的特徴は以下のようにまとめられる．その構造的特徴をタンパク質の構造からまとめると，①分子量 10,000〜100,000 程度，②熱や酵素処理に対して耐性がある，③ヒトのもつタンパク質成分に対し異種性が高い，④分子内に

くり返し構造をもつ，免疫学的側面からまとめると，⑤経口免疫寛容を誘導しにくい，⑥IgE抗体，Th 2 T 細胞を誘導しやすい，⑦IgE抗体の認識部位があり，架橋構造をつくりやすいということがあげられる．以上の特徴について，特に②は，食品アレルギーが調理や消化の過程を経てもなおかつ，アレルゲン性を保持することから説明される．これに関連した問題として，同じ卵に対するアレルギーでも，未処理のタンパク質がアレルゲンである場合と，加熱した卵に対して反応を示す場合がある．そのような加工処理によってアレルゲン性が変化する場合も含めるとさらに多くのアレルゲンが食品中に存在，または潜在していることとなる．また，免疫学的な特徴に関しては，IgE依存性の応答に限局したものとして記載されており，非依存性の反応に基づくものについては現在のところ見解はない．また，いずれの性質においても免疫学的特徴については，現象からの推察ではなく，構造的な側面との間に科学的に明確な根拠をもつものは，現在のところ⑦のIgEの認識部位に関する架橋構造との関係についてのみである．

　最後に，食品中にはさまざまなタンパク質が含まれているが，なぜそのタンパク質が食品アレルゲンとなりうるのか，という問題が，これまで食品アレルゲンの研究の興味ある対象となってきた．しかし，構造解析の技術的進歩とともに多くのアレルゲンが明らかになる一方，いまだ構造の分析から得られる情報から，あるタンパク質がアレルゲンとなる可能性を予測することはできていない．今後，新たなアレルゲンの発見とその情報に基づく診断や治療への応用に加え，アレルゲンの本質に迫る情報が得られることが期待される． 〔足立(中嶋)はるよ〕

3.2　食品アレルゲンの構造

a.　卵アレルゲン

　卵アレルギーは，最も発症頻度の高い食品アレルギーである．乳幼児で特にその発症頻度が高いが，年齢とともにその頻度は低下し6, 7歳以上ではほとんど認められなくなる．このことからもわかるように，成長に伴い寛解することが多いアレルギーである．卵アレルギーのために，完全食品とも呼ばれるように栄養価の高い卵を摂取することができないことは，乳幼児の成長にとって大きく不利に働く．治療法としては除去食療法が主となるが，鶏卵はさまざまな食品に素材として添加されており，鶏卵タンパク質を完全に食生活から除去することには多大な困難を伴う．

鶏卵アレルゲンの主なものは，卵の全重量の60％以上を占める卵白に存在する．卵白には20種類以上のタンパク質が確認されている．代表的なアレルゲンは，オボムコイド (OM；ovomucoid；Gal d 1)，オバルブミン (OVA；ovalbumin；Gal d 2)，オボトランスフェリン (OT；ovotransferrin；Gal d 3) (＝コンアルブミン；conalbumin)，リゾチーム (HEL；hen egg lysozyme；Gal d 4) である (旧命名法ではそれぞれ順に，*Gald* III，*Gald* I，*Gald* II，*Gald* IVと表記されてきた)．卵白タンパク質中での存在比は，OVAが60％，OTが12％，OMが11％，HELが3〜4％である．これら以外にオボムチン (ovomucin) もアレルゲン活性をもつが，上記の4種に比べるとその活性は弱い．一方，卵黄タンパク質のうちアレルゲンとして認定されているものは，ニワトリ血清アルブミン (CSA；chicken serum albumin；Gal d 5) (＝αリベチン；α-livetin) のみである．最も重要な働きをしている卵アレルゲンがどれであるかについてはいまだ結論は得られていないが，OM, OVA, OTが主要卵アレルゲンであると考えられている．

オボムコイド (Gal d 1)

OMは186アミノ酸残基からなる分子量28 kDaの糖タンパク質である．分子量の25％を占める4本ないし5本の糖鎖をもつ．それぞれ約60残基からなる3つのドメイン (N末端側からドメイン1, 2, 3) が，直列に配置された構造をもつ．各ドメイン内には3つのS-S結合が存在するが，ドメイン間にはS-S結合は存在しない．ドメイン1と2はアミノ酸配列上で約50％が一致し，高い構造的相同性をもつが，ドメイン3はこれらと相同性を示さない．このような分子構造のため，加熱や酸に対する抵抗性が高いことが知られている．また，それ自身がトリプシンインヒビター活性をもつため，消化酵素に対しても抵抗性がある (ヒトトリプシンに対する阻害効果はないとされる)．これらの性質は，経口摂取されてもアレルゲン性が失われにくいことを意味しており，アレルゲンとしての活性の高さを説明すると考えられる．

卵白タンパク質特異的なIgE抗体をもちながら，OM特異的なIgE抗体をもたない患者の中には卵白を摂取してもアレルギー反応を起こさない症例もある．加熱処理したOM除去卵白は，凍結乾燥卵白，加熱処理卵白よりもアレルゲン性が低いこと，加熱卵白の経口負荷試験で反応を示した患者は，反応しなかった患者よりも，血清中のOM特異的IgE抗体価が有意に高いことが明らかにされている

(Urisu et al., 1997). これらの知見と, OM, 特にペプシン処理 OM に対して高い IgE 結合性を示す患者は成長に伴う寛解が起こりにくい (Urisu et al., 1999) という事実とを合わせて, OM が最も重要なアレルゲンであるという主張がなされている.

卵アレルギー患者血清中の IgE が結合する OM の部分ペプチドとして, これまで知られているものは下記のとおりである. ドメイン 1：1-14, 1-20, 11-24, 31-44, 40-52, 49-56, 51-64, 56-66, ドメイン 2：61-74, 71-75, 81-91, 85-96, 90-121, 101-114, 115-122, 121-134, ドメイン 3：134-186, 161-174, 175-186, 179-186(それぞれペプチドの N 末端-C 末端のアミノ酸残基番号で示す) (Holen et al., 2001；Kovacs-Nolan et al., 2000). このように, OM の IgE エピトープは, ドメイン 1～3 にわたって広く存在する. さらに, 卵アレルギー患者から樹立した T 細胞株の増殖応答を誘起するペプチドとしては, ドメイン 1：1-14, 11-24, 31-44, 41-56, 51-64, ドメイン 2：61-74, 71-84, 121-134, ドメイン 3：131-144, 171-186 が報告されている (Holen et al., 2001).

オバルブミン (Gal d 2)

OVA は 385 アミノ酸残基からなる分子量 45 kDa の糖タンパク質である. 分子内に 1 つの S-S 結合をもつ. 分泌タンパク質であるが, N 末端にシグナル配列をもたないタンパク質である. 糖鎖付加, セリン残基のリン酸化の状態が異なるいくつかの分子種が存在する. セリンプロテアーゼインヒビター (serpin) スーパーファミリーに属すが, 阻害活性はもたず, その生理機能は不明である. 免疫学の基礎研究においてモデル抗原として非常によく用いられる.

血清中の卵アレルゲンに特異的な IgE 抗体を調べると, 卵白抗原に対する反応と OVA に対する反応にある程度の相関が認められることが多い. 全卵白タンパク質中に占める割合が多いことも合わせて, OVA が最も主要な卵アレルゲンであるとする考えもある.

卵アレルギー患者血清中の IgE が結合する OVA の部分ペプチドとしては, 1-10, 11-19, 20-33, 34-46, 47-55, 56-70, 323-339, 347-366, 357-376, 367-385 が報告されている (Elsayed and Stavseng, 1994；Homma et al., 1996). OVA の IgE エピトープは N 末端領域と C 末端領域に集中していることがわかる. 卵アレルギー患者から樹立した OVA 特異的 T 細胞株の抗原決定基は, 1-33, 105-122, 198-231, 261-277, 323-339 の各残基領域に存在することが報告され

ている (Holen and Elsayed, 1996 ; Katsuki et al., 1996).

オボトランスフェリン (Gal d 3)

OTは686残基からなる分子量77 kDaの糖タンパク質である.鉄を強く結合する性質をもつ.立体構造上 N-lobe (1-332残基) と C-lobe (342-686残基) の2つの領域に分けられ,それぞれに1カ所ずつの鉄結合サイトをもつ.卵アレルギー患者血清の過半数でOT特異的なIgEが観察されている例もあるが,IgEエピトープ,特異的T細胞株の樹立については報告がない.

リゾチーム (Gal d 4)

HELは129残基からなる分子量14.5 kDaの塩基性タンパク質である.ムコ多糖類の加水分解活性をもち,抗炎症,抗感染作用がある.分子内に4つのS-S結合をもち,熱に対して安定であり,pH 4.5で100℃,1~2分間加熱しても失活しない.一部が卵白中でオボムチン,OT,OVAと結合して存在している.免疫学の基礎研究のモデル抗原としても非常によく用いられている.卵アレルギー患者の70％程度でリゾチーム特異的IgE抗体の存在が認められたという報告もあるが,重要度は他の卵アレルゲンよりも小さいと考えられる.

ニワトリ血清アルブミン (Gal d 5)

CSAは,69 kDaのタンパク質である.その前駆体は615アミノ酸残基からなる.鶏羽毛にアレルギー症状を示す患者の血清IgEは,卵白タンパク質よりも卵黄タンパク質に強い反応を示す.CSAは,このアレルギー症状を誘起する卵黄と鶏羽毛との共通アレルゲンとして同定されている (Quirce et al., 2001).

〔戸塚　護〕

文　献

1) Elsayed, S. and Stavseng, L. (1994). *Int. Arch. Allergy Immunol.*, **104**(1):65.
2) Holen, E. and Elsayed, S. (1996). *Clin. Exp. Allergy*, **26**(9):1080.
3) Holen, E., et al. (2001). *Clin. Exp. Allergy*, **31**(6):952.
4) Honma, K. et al. (1996). *Clin. Exp. Immunol.*, **103**(3):446.
5) Katsuki, T. et al. (1996). *Int. Arch. Allergy Immunol.*, **109**(4):344.
6) Kovacs-Nolan, J. et al. (2000). *J. Agric. Food Chem.*, **48**(12):6261.
7) Quirce, S. et al. (2001). *Allergy*, **56**(8):754.
8) Urisu, A. et al. (1997). *J. Allergy Clin. Immunol.*, **100**(2):171.
9) Urisu, A. et al. (1999). *Int. Arch. Allergy Immunol.*, **120**(3):192.

b. 牛乳アレルゲン

牛乳は，乳児にとって母乳に代わる代用食品の成分として重要な栄養源である．したがって，牛乳アレルギーが多いのは乳児期の栄養源のあり方と密接な関係にあるといえる．

牛乳中には，さまざまなタンパク質が含まれているが，主に pH 4.6 で沈殿するタンパク質画分であるカゼインと，その上清中の画分であるホエーとに分けられる．その各画分に含まれるタンパク質とそのアレルゲン性の詳細は，表 3.1 のとおりである．α_{s1}-カゼインや β-ラクトグロブリンのアレルゲンの活性が高い理由は，他の牛乳中のタンパク質と比較し，ヒトの母乳中に含まれない異種性の高いタンパク質であることに起因する．また，β-ラクトグロブリンについては，牛乳の殺菌処理過程によるタンパク質の変性でアレルゲン性が高まることや，消化により新たなアレルゲンが生じることによるという報告もある．

ここでは，アレルギーと関わるタンパク質として，アレルゲン性の高いタンパク質である α_{s1}-カゼインと β-ラクトグロブリンについて，その構造とその構造認識に関わる免疫応答について述べる．

α_{s1}-カゼイン

α_{s1}-カゼインは，アミノ酸 199 残基からなり，分子量 23,600 のタンパク質である．アミノ酸組成の解析およびそれに基づく高次構造の予測から，α_{s1}-カゼインはプロリンに富み，特定の高次構造はもたないタンパク質であることが明らかになっている．したがって，構造認識に関わる免疫応答の解析，特に 1 次構造だけで

表 3.1 牛乳中のタンパク質とそのアレルゲン性（上野川，1998）

タンパク質	牛乳中の%	分子量	アレルゲン性
カゼイン	80	—	++
α_{s1}-カゼイン	30	23,600	+
α_{s2}-カゼイン	9	25,200	—
β-カゼイン	29	24,000	—
κ-カゼイン	10	19,000	—
γ-カゼイン	2	12,000	—
乳清タンパク質	20		++
α-ラクトアルブミン	4	14,200	+
β-ラクトグロブリン	10	18,300	+++
血清アルブミン	1	66,300	+
免疫グロブリン	2	160,000〜900,000	+
プロテオース・ペプトン	3		—

なくタンパク質の立体構造を認識する抗体の認識部位の解析には非常に有効なタンパク質であるといえる．すなわち，α_{s1}-カゼインは，タンパク質自体が高次構造をもたないタンパク質であるので，オーバーラッピングペプチドを用いた，一次構造を認識する抗体の認識部位の解析が，生体内で起こる抗原認識を反映しているといえるのである．

そこで，筆者らは牛乳アレルギーを示す患者のうち，血清中のα_{s1}-カゼインに対する特異的 IgE 抗体価が ELISA 法により，高値を示す 9 名について特異的 IgE および IgG 4 抗体の認識部位の検討を，オーバーラッピングペプチドを用いて行った．その結果，9 名全員の血清中の特異的 IgE 抗体がα_{s1}-カゼインの C 末端（アミノ酸 181-199 残基）と結合することが明らかになった．また，この結合は，吸収 ELISA 法により特異的であること，さらに合成ペプチドだけでなく，α_{s1}-カゼインより得たフラグメントに対しても同様の位置に起こることが確認されている．以上の結果，α_{s1}-カゼイン特異的 IgE 抗体は，C 末端が共通の，しかも強い認識部位であることが示された．同様の認識部位の片寄りについては，他の抗原においても観察されている．一方，α_{s1}-カゼイン特異的 IgG 4 抗体の認識部位は，α_{s1}-カゼイン上の全域に存在する傾向が示された．したがって，この結果は，同様の Th 2 細胞との相互作用によって産生される抗体でも，IgE はより限定された領域に強い結合をもつものが，より選択されている可能性を示唆し，特異的な IgE 産生機構の解析や治療の方向性に新たな視点を与えたといえる．ただし，α_{s1}-カゼイン特異的 IgE 抗体認識部位については，別の報告もあり，患者の人種やスクリーニング方法の違いなどにより結果が異なる可能性もある．さらに，筆者らは，患者血中よりα_{s1}-カゼイン特異的な T 細胞株を樹立し，その認識部位の解析を行った．その結果，2 人より樹立した T 細胞の認識部位は，α_{s1}-カゼイン上に分散して存在するが，そのアミノ酸配列を解析すると患者おのおの由来の T 細胞の認識部位にある法則性を見出した．すなわち，一方由来の 2 株ではその認識部位にグルタミン酸から 6 残基おいてリジンが，他方由来の 5 株ではグルタミン酸から 7 残基おいてロイシンという共通した配列を認めた．α_{s1}-カゼインは，この配列のくり返しが各所に存在することが明らかになっており，それらが T 細胞の抗原認識の重要な対象となっている可能性が示唆され，IgE 産生機構と T 細胞の抗原認識に何らかの関係があることも示唆された．

β-ラクトグロブリン

β-ラクトグロブリンは,アミノ酸 162 残基からなり,分子量は 18,300 であり,$α_{s1}$-カゼインの場合とは異なり,高次構造をもつ球状のタンパク質である.このタンパク質に対する認識部位の解析は,近年アレルギー患者を用いて,さらに進められている.前述の報告では,アミノ酸残基 97-108 が,また近年の報告によると,アミノ酸 4-60,102-124,149-162 残基が β-ラクトグロブリン特異的 IgE 抗体の認識部位である.特に後者については,それぞれのペプチドをおのおの 92 %,97 %,89 %の患者が認識することが示唆されている.したがって,β-ラクトグロブリンにおいても,特異的 IgE 抗体の認識部位は,片寄って存在することが示されている.また,アミノ酸 102-124 残基は,その領域が加熱変性や消化による酵素反応に対し抵抗性があるだけでなく,タンパク質の構造的表面にあることから,IgE 抗体が結合しやすい状態にあり,主要な認識部位となることが構造解析の結果と相照らして考察されている.β-ラクトグロブリンに特異的なヒト T 細胞の認識部位の検討については,現段階では特筆すべき報告はない.

最後に,牛乳アレルゲンの解析は,他のアレルゲンの場合と比べ,はるかに進んでいる.今後,さらに構造と免疫応答の関係に関する解析が進み,それが優れた治療乳などの製品開発へと応用されることが期待される.〔足立(中嶋)はるよ〕

文　献
1) Ball, et al. (1994). Clin. Exp. Allergy, **24**:758.
2) Nakajima-Adachi, H. et al. (1998). J. Allergy Clin. Immnol., **101**:660.
3) Selo, I. et al. (1999). Clin. Exp. Allergy, **29**:1055.

c. その他のアレルゲン

ここでは平成 11 年度食物アレルギー対策検討委員会の報告に基づき,その他のアレルゲンとして小麦,そば,えび,ピーナツ,大豆,北欧で主要なアレルゲンとされるタラ,予防接種による感作と関わるゼラチンについて現段階における知見をまとめる.

小麦アレルゲン

小麦中のタンパク質は,塩溶性画分,グルテニン画分,グリアジン画分に分けられる.これらはアレルゲン性の強い順に,グルテニン,グリアジン,塩溶性タ

ンパク質画分である．さらに原因アレルゲンの SDS-PAGE とイムノブロット法による詳細な解析から 7.8〜66.5 kD に 27〜31 個のアレルゲンが同定できる．グルテニンは，IgE に対するエピトープとして同定された，Gln-Gln-Gln-Pro-Pro モチーフを多く含むアレルゲン性の高いタンパク質と従来いわれてきた．現在では，グリアジンが，アトピー性皮膚炎と運動誘発性の食品アレルギーの原因アレルゲン（α-グリアジン，γ-グリアジン様グリアジン）として注目される．またグリアジンは，セリアック病の，アルブミンはパン屋喘息 (bayker's asthma) の原因抗原として有名である．

そばアレルゲン

そばについては，他のアレルゲンと比較し，同定されているアレルゲンは少ない．分子量 24 kD のタンパク質が，主要アレルゲンとの報告がある．このアレルゲンは即時型陰性群において，重要なアレルゲンである可能性も示唆されている．その他，イムノブロッティング，SDS-PAGE，各種クロマトグラフィーなどによる解析方法により，粗そば抗原から分子量にしておよそ 8〜9 kD，15〜16 kD，17〜19 kD，22 kD，30〜50 kD のタンパク質が同定されている．また，トリプシンインヒビターとして同定された BWI-2 b と BWI-1 に対して，IgE が結合することが示され，非主要アレルゲンとして報告がある．

えびアレルゲン

えび中に含まれる主要アレルゲンは Antigen I，Antigen II があり，特に Antigen II は，加熱したえびから精製でき，分子量 38 kD, 431 個のアミノ酸からなる酸性糖タンパク質である．また，アレルゲンとして同定されている Pen a I は，分子量 36 kD のトロポミオシンであり，加熱処理されたえびの可溶性タンパク質の 20 % を構成する．Pen a I に関しては，ダニ中のトロポミオシンとの交差反応性が明らかになっているが，肉などに含まれるトロポミオシンにはアレルゲン性はないとされている．そこで，えびのトロポミオシンのアレルゲン性について検討するため，リコンビナントペプチドと合成ペプチドを用いたエピトープマッピングが行われている．その結果 3 つの主要なエピトープが決定し，それは，Pen a I の C 末端と中央部に局在していることが明らかになった．

タラアレルゲン

タラにおいては，白身のミオゲンより単離された Gad c I が同定されている．Gad c I は，分子量 12,300, 113 個のアミノ酸からなるタンパク質で，他の食物

アレルゲン同様,加熱,酵素処理に対し安定,少なくとも10種類の同じ種に分類される魚にGad c Iとの交差反応性が証明されている.

ピーナツアレルゲン

ピーナツアレルゲンについては,主要アレルゲンAra h 1とAra h 2, Ara h 3が同定されている.Ara h 1については,加熱,酵素処理に対し安定なタンパク質であり,認識部位の解析の結果,IgEに対するエピトープは23個存在することが明らかになった.また,それぞれのアミノ酸配列には共通性はない.これらのうちの4つが80％以上の患者に認識され,主要な認識部位とされている.23個のエピトープは,1次構造上ではで分散して認められるが,3次構造上では分子表面の,2極に集中した箇所に存在する.しかもエピトープはいずれも消化酵素の切断位置には近付きにくいところにある.Ara h 3は,グリシニンタンパク質に70〜80％の相同性をもつタンパク質であり,4つの1次構造依存エピトープが同定されている.そのうち1つが検討された患者全員に認識される主要なものとして報告されている.

大豆アレルゲン

大豆アレルゲンについては,アレルゲン検索の過程でホエー画分および超遠心により2S-, 7S-, 11S-, 15S-の画分に分画された.2Sは,当初大豆アレルギーの主要アレルゲンとして注目された大豆トリプシンインヒビターを含む画分であり,2S-グロブリンは,アレルゲン性が強く,加熱によりさらにその活性が増強する.7Sは,グロブリン,β-コングリシニンを含み,この画分から主要なアレルゲンであるGly m Bd 30 Kが単離された.Gly m Bd 30 Kは,P 34と呼ばれるパパインファミリーであるチオールプロテアーゼとアミノ酸組成として同一である.その中には,5つの主要なエピトープが同定されている.また,主要アレルゲンとしてのβ-コングリシニンα-サブユニット,Gly m Bd 28 Kもこの画分から単離された.11Sと15Sはグリシニンであり,グリシニンからは,glycine G 1とglycine G 2が同定されている.glycine G 1は融合タンパク質を用いIgEのエピトープが解析されている.また,glycine G 2は分子量22 kDで,ピーナツに対しての交差反応性がない患者が認識するアレルゲンとして同定された.glycine G 2には,11個の1次構造依存エピトープが確認されているが,主要な認識部位は4つであった.またそれらのエピトープは,ほとんどがglycine G 2分子が構成する3量体の表面に非対称に存在し,その位置は,3量体分子同士の相互作用には無関

係の位置にあることも3次元の構造解析より明らかになっている．

　その他特殊な食品アレルギーとして，含有ワクチン摂取により副反応として感作が成立する，ゼラチンアレルギーがある．そのIgEの認識部位の検討をウシのI型コラーゲンを用いて行った報告では，IgEは，I型コラーゲンのα鎖-1には反応せず，α鎖-2にのみ反応することが明らかになっている．ゼラチンは，食品だけでなく薬のコーティングにも使用されており，発症機構は他の食物アレルギーの場合とは異なるものの，このような認識部位の解析により，安全なゼラチンが開発されることが望まれる．

　以上，主なアレルゲンについての構造解析の現状を述べた．いずれの成果もIgEの結合性を指標に同定に至ったものであり，その認識部位を明らかにし，低アレルゲン食品の開発や特異的な治療への応用を視野においたものである．これまでIgEを主流に検討がなされてきたが，今後はアレルギーの現状を踏まえ，非即時型アレルギーの原因アレルゲンの同定がなされることも期待される．

〔足立(中嶋)はるよ〕

3.3　食品アレルギーにおける免疫反応

　食品アレルギーは，食品に含まれるアレルゲンに対する異常な免疫反応がもとになって発症するアレルギーである．食品アレルギーの場合は，アレルゲンが口腔，消化管を介して体内に取り込まれる点に特徴があるが，アレルゲンが体内に取り込まれてから発症に至るまでの過程は他のアレルギーと共通である．一般に，アレルギーはその反応機序によりI型〜IV型の4つの型に分類される．大部分のアレルギーは，免疫グロブリンE（IgE）抗体が関与するI型アレルギーである．全身性のアナフィラキシー，じんま疹，アレルギー性鼻炎，気管支喘息などの即時型反応がその症状である．また，IV型アレルギーはT細胞が中心的な働きをするもので，アレルゲンとの接触から1〜2日後に症状が出る遅延型の反応である．一般的なアレルギーは，食品アレルギーも含めて，実際にはI型とIV型の混合型であることが多いと考えられている．

アレルギーの機序

　アレルゲンが免疫系に認識されてIgE抗体が産生され，I型アレルギーが発症するまでの機序の概略を図3.2に示した．アレルゲンはまず抗原提示細胞に取り

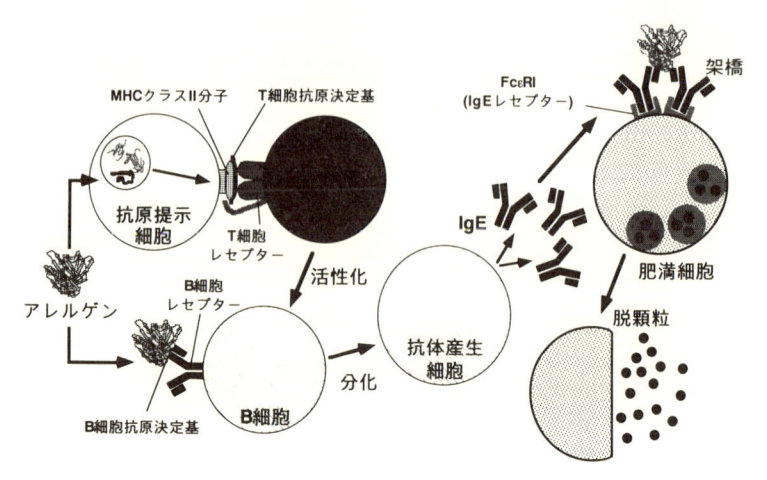

図3.2 Ⅰ型アレルギー反応の機序（戸塚・上野川，2000）

込まれ，プロテアーゼにより分解される．生成したペプチド断片のうち MHC クラスⅡ分子と結合したものが細胞表面に提示される．T 細胞はこの抗原ペプチドと MHC クラスⅡ分子との複合体を T 細胞レセプターを介して認識し活性化される．T 細胞のうち，アレルギーに関与するのは主に CD 4 T 細胞（ヘルパー T 細胞）である．そのうちⅠ型アレルギー発症に関与するのは IL-4, IL-5, IL-10, IL-13 などを産生する Th 2 細胞である．

一方，B 細胞は細胞表面の B 細胞抗原レセプターを介して抗原と直接結合する．抗原と結合したレセプターから B 細胞内にシグナル伝達が生じるとともに，B 細胞は結合した抗原を取り込んでペプチドに分解し，MHC クラスⅡ分子との複合体として細胞表面上に提示する．それを認識した活性化 T 細胞から分泌されたサイトカインや，CD 40 L などの細胞表面分子を介した刺激により B 細胞は抗体産生細胞へと分化する．Th 2 細胞が放出した IL-4 などの作用によりクラススイッチが起こり，一部の B 細胞が IgE 抗体を産生する細胞へと分化する．アレルゲンが体内に侵入し，特異的な IgE 抗体ができるまでの過程を「アレルゲンによる感作」と呼ぶ．

食品アレルギーの特徴

アレルゲン感作の段階における食品アレルギーの特徴は，アレルゲンが消化管粘膜を介して取り込まれること，さらにその消化管粘膜は栄養素を吸収する器官

であるというだけではなく，全身免疫系とは異なる腸管粘膜特有の局所免疫システムを有するということである．通常の状態ではさまざまな機構で食品タンパク質の生体への過剰な侵入を阻止し，食品に対してアレルギーのような異常な免疫応答が起きるのを防いでいる．まず，食品中のタンパク質の多くは消化管を通過する間に非常に多くの種類の消化酵素によって抗原性をもち得ないほど低分子のペプチドに分解されてしまう．また小腸の吸収面からは粘液とともにIgA抗体が分泌されて異物の侵入を阻止している．これらのバリヤーのすべてを突破し消化管粘膜から体内に侵入したタンパク質に対しては，免疫系はその応答を特異的に止める機構を有している．これは経口免疫寛容と呼ばれる現象として知られている．これらの複合した防御システムにほころびが生じることにより食品アレルギーが発症すると考えられている．食品アレルギー発症の素因をもつかどうかには，遺伝やその他の生理学的因子が関係している．

I型・IV型アレルギー

I型アレルギー患者の血清中には，アレルゲン特異的IgE抗体が大量に存在しており，肥満細胞の表面にあるIgEレセプター（FcεRI）に多く結合している．そこにアレルゲン分子が侵入し，肥満細胞上の特異的IgEに結合するとそのアレルゲン分子を介してIgEレセプター分子同士が会合する．この刺激が細胞内シグナルとして肥満細胞に伝えられると，細胞内の顆粒に蓄積されたヒスタミンやロイコトリエン，プロスタグランジン，血小板活性化因子(platelet-activating factor；PAF)などの炎症に関与する化学伝達物質や，サイトカイン，ケモカインなどが血中や組織中に放出される．これらの作用により炎症やかゆみ，血管透過性の亢進，消化管および気道の平滑筋の収縮が起こる．

一方，IV型アレルギーは炎症を起こしている組織に，アレルゲン特異的なT細胞や好塩基球，好酸球，好中球などの免疫担当細胞が浸潤していくことによって症状が起こる．活性化したTh2細胞から放出されたIL-5は好酸球などを活性化し，組織への浸潤を促進している．これらの反応は，しばしば局所的な組織の炎症を引き起こす．IV型アレルギーにおいては，症状は原因食品の摂取後6～24時間で現れ始める．

食品アレルギーの症状

食品アレルギーの症状は，かゆみなどの軽症のものから，生命の危険にさらされる重症のものまでさまざまである．消化管において腹痛，下痢などの症状が認められることは食品アレルギーの特徴ともいえるが，皮膚，呼吸器，神経系など全身にその症状は現れる．最も重度の症状は，全身性アナフィラキシーである．これには複数の臓器系が関係しており，呼吸器と心臓血管系での合併症による重度の血圧低下が起こると死に至ることもある．また，原因食品を食べてから激しい運動をした場合にのみ発症する食品アレルギーもある．これは食事依存性運動誘発アナフィラキシーと呼ばれる．食事の直後に激しい運動をすることによって消化が不十分になり，食品アレルゲンがそのまま体内に取り込まれやすくなるために発症すると説明されることもあるが，IgE抗体が関与するということ以外，基本的にこの病気のメカニズムは明らかにされていない． 〔戸塚　護〕

文　献

1) 戸塚　護・上野川修一 (2000). 日本農芸化学会誌, **74**(9):1008.

3.4　アレルギー遺伝子

アメリカの臨床医コカ (A. F. Coca) は，1925年に遺伝的な背景をもったアレルギー性過敏症を「アトピー」(atopy) という名で呼ぶことを提唱した．アトピー素因のあるヒトは生まれつき過敏状態にあり，ありふれた抗原（すなわちアレルゲン）に対してIgE抗体を産生しやすい体質をもつ．このアトピー素因を規定する遺伝子がアレルギー遺伝子であるといえる．喘息，アトピー性皮膚炎，アレルギー性鼻炎，食品アレルギーなどに代表されるアレルギー性疾患は，ここ1，2世代のうちに急激な増加が認められている．したがって，アレルギー性疾患は単純に遺伝だけの要因で発症するわけではなく，大気汚染，食生活の変化，感染症の減少などの環境要因も大きく関与していると考えられている．

アレルギー性疾患に対する遺伝要因の関与

アレルギー性疾患に対する遺伝要因の関与は，アレルギー性疾患患者の家族を解析することにより明らかにされている．すなわち，アレルギー症状を有する人の家族にアレルギー症状がある確率（家族歴の陽性率）は40～80％であり，アレ

ルギー症状のない人のそれは20％以下であることが多くの報告から認められている(家族集積性)．また，数多くの報告において，二卵性双生児間に比べて一卵性双生児間で，アレルギー疾患罹患の一致率が有意に高いことからも遺伝因子の関与が推定される．さらに，アレルギーの遺伝様式を推定するための分離比分析の結果からは，単一遺伝子の優性遺伝説，劣性遺伝説，共優性遺伝説，多因子遺伝説などが報告されているが，現在では，アレルギー性疾患は原因遺伝子が複数の遺伝子領域に存在する多因子遺伝によるものと考えられている．

疾患原因遺伝子座の同定法

ゲノム中におけるアレルギー遺伝子座の同定には，同一家系データや，疾患にかかっている多数の兄弟姉妹（罹患同胞対）のデータを用いた連鎖解析が行われる．疾患の原因の遺伝子座と染色体上にマッピングされた遺伝的マーカーとの連鎖を検定することにより，疾患原因遺伝子座を特定する．これには大きく分けて全ゲノム解析と候補遺伝子解析という2つのアプローチがとられる．全ゲノム解析とは，全ゲノムに分散して存在する多数の遺伝的マーカーを用いて，疾患原因遺伝子との連鎖解析を行う方法である．一方，候補遺伝子解析とは，生理学的・生化学的研究から疾患との関連が予想される遺伝子あるいは遺伝子座について，疾患原因遺伝子との連鎖を解析する手法である．さらに，連鎖解析法で連鎖が認められたゲノム領域にある候補遺伝子群，あるいは生理生化学的な情報から予想される候補遺伝子について，患者の集団と健康な人の集団とを比べる集団遺伝学的手法である関連解析も行われる．これを用いて候補遺伝子上に，疾患と関連する多型・変異がないかについて解析する．

アレルギー遺伝子座

主にアトピー性喘息やそれに関連する形質（総血清IgE量など）の原因遺伝子座について，それぞれ異なる人種・民族に対して全ゲノム解析を行った結果が複数報告されている (Bleecker, 1998 ; Cookson and Moffatt, 2000 ; Feijen *et al.*, 2000)．これらの報告の多くで同定されたゲノム上の遺伝子座は，5番染色体 q(長腕)，6番染色体 p (短腕)，11番染色体 q，12番染色体 q，および13番染色体 q であった．以下，それぞれの遺伝子座に存在する候補遺伝子について述べる（表3.2）．

表 3.2 アレルギー性疾患の遺伝子座と候補遺伝子

遺伝子座	候補遺伝子
5 番染色体 q	IL-3, IL-4, IL-5, IL-9, IL-13
	β_2 アドレナリンレセプター, CD 14
6 番染色体 p	主要組織適合遺伝子複合体 (MHC) 領域 (HLA)
11 番染色体 q	高親和性 IgE レセプター (FcεRI) β 鎖
12 番染色体 q	インターフェロン γ, NOS 1, STAT 6, 肥満細胞増殖因子
	幹細胞因子 (SCF), インスリン様増殖因子 1 (IGF-1)
13 番染色体 q	エステラーゼ D
14 番染色体 q	T 細胞レセプター α/δ 鎖
16 番染色体 p 12	IL-4 レセプター

5 番染色体 q この遺伝子座 (特に 5 q 31) には, IgE の制御やアレルギー・喘息に関係する炎症に関与すると思われる遺伝子が多数ある. サイトカイン遺伝子群 (IL-3, IL-4, IL-5, IL-9, IL-13 など), 気管支平滑筋の緊張の調節に関与する β_2 アドレナリンレセプター遺伝子, リポ多糖などの細菌壁成分の認識に関与する CD 14 遺伝子, などである. IL-4 遺伝子を含む領域である 5 番染色体 q は, 候補遺伝子解析により総血清 IgE 量との連鎖が明らかにされた. また, 血中の好酸球数, 気道過敏症, 喘息との連鎖も明らかにされている. IL-4 遺伝子プロモーターの多型は血清 IgE 産生, 喘息発症と関連するとの報告がある. IL-13 遺伝子では, プロモーター領域と翻訳領域にそれぞれ 1 つずつ変異が知られており, それぞれ喘息との関連が報告されている. さらに, CD 14 遺伝子の 5′ 調節領域の多型と総血清 IgE 量との関連も見出されている.

6 番染色体 p ここに存在する主要組織適合遺伝子複合体 (MHC) 領域は, 複数の報告で共通して喘息関連形質との連鎖が認められている. MHC クラス II 遺伝子は, 特定のアレルゲンに対して反応する能力に影響を与えることが明らかにされている.

11 番染色体 q 11 q 13 に存在する高親和性 IgE レセプター (FcεRI) β 鎖遺伝子における多型は, アトピー形質, 喘息, アトピー性皮膚炎との関連が報告されている. しかし, アトピー形質との連鎖が認められたと報告された FcεRIβ のアミノ酸置換を伴う変異 (Ile 181 → Leu) は, 他の研究では認められておらず, 論争が続いている. 11 q に存在する他の未知遺伝子がアレルギー遺伝子である可能性もある. この領域のアレルギー遺伝子は母親由来であることも報告されており, これはアトピー素因は父親よりも母親の方が子供に与えるリスクが高いとい

う調査結果とも符合する．

12番染色体 q　IFNγ，NOS 1，mast cell growth factor，stem cell factor，インスリン様増殖因子1（IGF-1），STAT 6などの候補遺伝子が存在する．

13番染色体 q　13q14に存在するエステラーゼDの多型は，総血清IgE量との連鎖が報告された最初の例（1985年）である．この領域はアトピー形質，喘息をもつ子供のハウスダストに対するアレルギー，アトピー性皮膚炎との連鎖も報告されている．

　上記以外の遺伝子座でも，IL-4レセプター遺伝子近傍の16番染色体p12の遺伝的マーカーとアトピーとの間の連鎖も報告されている．また，14番染色体qに存在するT細胞レセプターα/δ鎖遺伝子も特異IgE反応との連鎖・関連が報告されている．

　このような遺伝学的な複雑さを考えると，アレルギー感受性を規定する1つあるいは2つの主要な遺伝子というものは存在せず，複数の遺伝子と環境因子との相互作用により決められているものと考えられる．　　　　　　　　　　〔戸塚　護〕

文　献

1) Bleecker, E. R. (1998). *Clin. Exp. Allergy,* **28**(suppl 5):6.
2) Cookson, W. O. C. and Moffatt, M. F. (2000). *Hum. Mol. Genet.,* **9**(16):2359.
3) Feijen, M. *et al.* (2000). *Brit. Med. Bull.,* **56**(4):894.

3.5　アレルギーモデル動物

　アレルギーの発症機構の検討や治療薬の開発，治験などの目的で，多くのアレルギーモデル動物の開発が行われてきた．開発における指標は，対象動物の血中のアレルゲン特異的IgE抗体価であった．すなわちこれまでの多くのモデル動物の開発では，抗原の免疫による感作をあらかじめ行い，血中の抗原特異的IgE抗体価を上昇させた上で，抗原を炎症局所となる器官，皮膚，気道，消化管への感作を行う，という手法が用いられてきた．近年はこのような前感作を行わずに，より自然に近い形でアレルギーを発症させる方法が検討され，多くの成果が報告されている．

　まず，喘息モデルの系であるが，特にマウスにおいて系が確立している．すなわち，アジュバントとして特にアルミニウムを主成分としたアラムを用いて抗原を免疫し，血中の特異的IgE抗体価の上昇を確認後，抗原を噴霧し気道過敏症を

発症させるものである．気道感作の場合は感作方法が容易であり，発症の評価も組織や浸潤する細胞の採取，分析が容易である．

それに対し，アトピー性皮膚炎の場合，ヒトのアトピー性皮膚炎に類似した皮膚炎を起こさせること，それを特に抗原特異性と関連させて評価することは大変に困難である．従来はハプテンを用い，ハプテンにより感作部位である耳に遅延型過敏症を起こさせる系が主流であった．近年になり次のような遺伝子操作動物および自然発症の系で，ヒトの皮膚炎に類似したモデルが報告されている．

皮膚炎モデルマウス

遺伝子操作動物としては，

① Rel/Bノックアウトマウス： この系は，加齢につれヒトのアトピー性皮膚炎様の皮膚炎を発症するマウスで，血中IgE抗体価，好酸球数の上昇を伴う．遺伝子欠損マウスでの発症は抗原特異性はないが，アトピー性皮膚炎の発症の原因に関わる情報を提供している可能性はある．

② 抗原特異的IgEトランスジェニックマウス： この系は自然発症はないが，アトピー性皮膚炎発症における抗原特異的IgE抗体の関与についての解析に用いられる．

自然発症のモデルマウスとしては，

① cpdm/cpdmマウス： これはC 57 BL/Kマウスの自然発生の遺伝的変異マウスであり，加齢に伴い強い皮膚炎を生じるが，血中IgE抗体価は認めない．

② NOAマウス： 血中IgE抗体価が上昇，脱毛，じんま疹を起こす．

③ NC/Ngaマウス： 血中IgE抗体価が高値を示し，皮膚に搔破行動を伴う皮膚炎を起こすが，皮膚炎の発症にIgEは関与しない．

以上の自然発症のアトピー性皮膚炎モデルマウスは，皮膚炎を起こす点で優れているが抗原との関係はない．その点で最近報告された，

④ 卵白アルブミンを頻回塗布すると，塗布した個所に皮膚炎を発症する系が注目される．これは，BALB/cおよびC 57 BL/6マウスのいずれでも起こり，搔破行動，血中の特異的IgEを含む抗体価の上昇を伴う．

以上のように，皮膚炎のモデル動物の開発は目覚ましい．しかし，現段階では，なぜ普通のヒトが正常な環境下で，患者はアレルゲンに特異的に皮膚炎を起こすのか，という疑問には十分な解答を与えるものではない．

食品アレルギーモデルマウス

さて最後に食品アレルギーモデルマウスであるが，従来は他と同様，アジュバントを用いた系が主流であった．消化管の場合，経口感作のみにより血中 IgE 抗体価の上昇や消化管の炎症を起こすことは，皮膚よりもさらに困難である．おそらく消化管では上皮の新陳代謝が激しいこと，消化酵素により抗原が分解されること，腸管免疫系による経口免疫寛容現象があることが原因と思われる．それでも近年では，経口感作により血中の特異的 IgE 抗体価だけでなく，臨床症状を示す系が開発されている．

アジュバントを用いる系は，

① H.A.Sampson らによる，ミルクアレルギーとピーナツアレルギーの系で，ピーナツ，ミルク抗原をコレラトキシンとともに経口感作を行うものである．この系が関心を呼ぶ点は，食品アレルギーを起こすマウスの3分の1が皮膚炎を発症する点にある．この系は食物の感作により，なぜ皮膚炎を生じるのかといった食品アレルギーにおける謎に解答を与える系として期待される．

特異的 IgE 抗体と炎症との関係では，

② アジュバントである CFA とともに抗原を皮下投与し，継続的に抗原の頻回経口投与を行うと，下痢を伴う大腸炎を起こし，血中特異的 IgE 抗体価が上昇，Th2型の応答が関与する系．

③ TNP 特異的 IgE 抗体を産生するハイブリドーマを皮下移植し，血中の抗 TNP-IgE 抗体価上昇後，TNP-HSA を経口投与すると腸管に炎症を起こす系．

以上の系は，血中の特異的 IgE 抗体の抗体価の上昇が，消化管の炎症成立に何らかの役割を果たすことを示唆するが，人為的操作の影響が計り知れない．また，遅延型の食品アレルギーモデルとして確立し，消化管炎症に注目したものとして

④ シクロホスファミドを腹腔内注射することにより，腸管上皮細胞のジャンクションを拡げ，抗原を入りやすくした上で，抗原を経口感作するという系があるが，特殊な薬剤を用いておりその影響が懸念される．

食品アレルギーにおいても自然なアレルゲンの経口投与により，血中の特異的 IgE 抗体価を上昇させることを目的にした報告がある．

⑤ DBA/2 マウスにカゼインを経口投与すると血中の特異的 IgE 抗体価が上昇し，脾臓，肝臓，腸間膜リンパ節の細胞が Th2型を示す系であるが，この系では炎症は認められない．

⑥ 近年卵白アルブミンのアミノ酸残基 323-339 を認識する T 細胞受容体のみをトランスジーンしたマウス (OVA 23-3 マウス) が日本で開発された. このマウスは, 餌中のタンパク質成分 20% がすべて卵白からなる餌を自由摂取させると, 血中の特異的 IgE 抗体価が上昇する性質をもつ.

⑦ このマウスの状態を, 筆者らは詳細に観察し, 10 日目ごろより軟便傾向を示すことを発見した. さらにその消化管などの組織学的検討の結果, 空腸を中心に, ヒトの食物過敏性腸症に類似した炎症を起こすことを明らかにした. この炎症は抗原に特異的に生じたものであり, 抗原特異性と消化管の炎症との両方において臨床的課題を満たした系である.

その他大動物においては, ネコ, イヌ, サルがアレルギー性炎症を起こす. 特にサルは, よりヒトに近い系として治療法の開発などへの利用価値が高いが, 臨床評価に耐える匹数での検討が非常に困難である.

アレルギーモデル動物の開発においては, 従来から血中の特異的 IgE 抗体価の上昇が指標とされたが, それのみではヒトのアレルギー性炎症に類似した炎症は起こらない. 特に食品アレルギーにおいては, その課題を乗り越えるにはさらに多くの努力が必要であろう. しかし, 科学の成果は着実に進んでおり, 将来的には発症機構の解明とともにアレルギー発症と特異性を結び, アレルギーの課題を解決する優れた系の開発が期待される. 〔足立(中嶋)はるよ〕

3.6 アレルギーと環境物質

化学物質によるアレルギー誘発には, アナフィラキシーショックを引き起こすペニシリンなどの薬剤や, ニッケル, クロムなどの金属, 工業製品, 食品添加物などが知られている. これらの症例のほとんどは, 化学物質がタンパク質との反応性が高いことから抗原性を有しやすく, 患者がアレルギー反応を起こしやすい体質であるといった特定の条件を有する場合が多い. 一方, 社会変遷に伴い, 主な疾病も栄養不足や不衛生による感染症などの疾患から, 現代病といわれる成人病や癌, アレルギー性疾患へと変化し, 近年食品アレルギーや気管支喘息, アトピー性皮膚炎, 花粉症などの何らかのアレルギー性疾患をもつ人の数が三人に一人といわれるまでに増加した. その要因の 1 つとして環境汚染が挙げられ, 化学物質のアレルギー疾患への関与が生体汚染として論じられるようになった (Ruszak et al., 1994 ; Davies et al., 1998 ; Duchateau, 1998). そこで, このような

観点からアレルギーと環境物質の関連性について考えてみたい．

化学物質とアレルギー

アレルギー性疾患の中で，特に気管支喘息や花粉症などの呼吸器系の疾患は，大気汚染や室内環境の変化による化学物質の暴露が，病気の発症や悪化に関連するとの報告がなされている．車のディーゼルエンジン排気に含まれる粒子の吸入により，好中球，マクロファージなどの炎症性細胞の気管支や肺，鼻粘膜への集積による症状の悪化や，IgE 産生，Th 2 型のサイトカイン産生を誘導することが報告されている (Terada et al., 1997；Diaz-Sanchez et al., 1994；Berit et al., 2001)．また，喫煙とアレルギー疾患との関係についての報告も数多く，喫煙により吸入される一酸化炭素，アンモニアガスなどの有毒ガスやタール，ニコチン，ベンツピレンなどの有害物質によって免疫細胞の貪食能，殺菌作用などの低下，肺胞マクロファージ数の増加を引き起こすことや，喫煙量と IgE 産生量の増加に相関関係があることが報告されている (Jensen et al., 1992；Takeuchi et al., 1989；Ortega et al., 1994)．

近年，深刻な問題となっているシックハウス症や化学物質過敏症は，住居の洋風化や人工素材による住宅建材の普及により，密閉された室内でいやおうなく暴露される高濃度の化学物質が原因で発症する．日本では 1996 年よりその対策が検討され，人工建材から溶出される可塑剤（フタル酸ジブチルなど）や接着剤に用いられる溶剤(ホルムアルデヒド，トルエン，キシレンなど)，シロアリ，ダニ駆除の防虫剤として用いる農薬（クロルピリホス，フェニトロチオン，パラジクロロベンゼン）について家を新築した際や職場環境における暴露量のモニタリングをすすめている．発症すると，アレルギー疾患でいう感作と同様に，それ以降同じ物質（他の化学物質の場合もある）にたとえ少量でも暴露されると過敏症状を引き起こす．臨床環境医学会では，このような化学物質と健康との関係をトータル・ボディーロード（身体が受け入れられる許容限界）の超過と説明している．症状としては，頭痛，発汗異常や手足の震えなど自律神経系を中心とした非常に多彩な症状を呈するが，免疫障害としては，皮膚炎，喘息，自己免疫疾患などの症状がみられる．従来型の化学物質中毒では，原因物質が増加すれば 100 ％の人が発症するが，シックハウス症や化学物質過敏症では，発症する人としない人がいるなど，この点でもアレルギー性疾患と類似している．さらにホルムアルデヒ

ドでは，外気濃度の約10倍に当たる室内濃度40 $\mu g/m^3$ 以上の家と，以下の家に住む幼児のアトピー性皮膚炎や喘息などのアレルギー罹患との間に相関関係があることが報告されており，アレルギー疾患の誘発に化学物質の暴露が重要な要因となっていることが示唆される（田辺，1998；宮田ら，1996；Garrett et al., 1996）．

食品添加物とアレルギー

飽食の時代を越えて健康志向へと基準が移り，食の安全性に大きな関心が寄せられるようになった．しかし皮肉にも，食品が家庭の食卓にのぼるまでには，生産，加工など多くの流通経路をとおり，汚染あるいは添加される化学物質もまた，多種多様であることが一般に認識されるようになった．食品添加物や可塑剤などは，ppmからパーセントオーダーの濃度で含まれる場合が多い．可塑剤では，加工過程に用いられた手袋からフタル酸ジ-2-エチルヘキシルの食品への高濃度の溶出が示されたことから，生体汚染による影響を考慮し，食品への使用を避けるように食品業界に指導がなされた．食品添加物では，合成添加物によるアレルギー様の過敏症反応の誘発が知られており，着色料である黄色4号，赤色102号，保存料では安息香酸ナトリウムやパラベン，酸化防止剤の亜硫酸水素ナトリウム，調味料に用いられるグルタミン酸ナトリウムなどが挙げられる．食品添加物は，食品のみならず医薬品においても広範囲に使用されることから，その発症メカニズムの解明と適切な使用を進めることが重要である（Juhlin et al., 1972；Prenner et al., 1976；Stevenson et al., 1986；James et al., 1991）．

環境ホルモンとアレルギー

近年の研究では分析技術の発展に伴い，人工的に生み出された数万の化学物質の汚染レベルをppm（100万分の1），ppb（10億分の1）オーダーからppt（1兆分の1）オーダーで把握することが可能となった．そして，1996年には無作用量と考えられていた環境中の汚染レベルにおいても，野生動物の生殖機能に異常を引き起こすなどの可能性があることが指摘された．これを受けて，現在極低濃度における化学物質の汚染実態の把握および内分泌系，免疫系，神経系に対する影響の検討が多方面で進められている．特に深刻な環境汚染を引き起こしているダイオキシン類は実験動物に対し，受胎率の低下，同腹児数の減少，生後生存率の

低下および胸腺萎縮，ウイルス感染などの抵抗性が低下することや母体投与により胎児期および母乳暴露でも感染に対する抵抗性が低下することがすでに報告されており，使用する化学物質の生体機能全体への影響および次世代への影響を含めたリスクコントロールをしなければならないことを再認識した(Murray et al., 1979 ; Clark et al., 1983 ; Luster et al., 1980).

化学物質による過敏症やアレルギー性疾患の誘発および悪化について，生体内動態や代謝などによる抗原性の発現，発症の個人差，また花粉症にみられるように，あるとき突然発症するなどのメカニズムについてはほとんど解明されていない．そこで懸念されることは，アレルギー性疾患増加が化学物質に対する生体の許容限度の超過で説明されるならば，世代を超えて蓄積される化学物質により，その許容範囲がますます狭くなり，さらに患者数の増加を招くことである．現在，農薬や樹脂原料，プラスチックの可塑剤など67物質が優先的に検討すべきリストに挙げられており，筆者らも有機スズ化合物や農薬，可塑剤の免疫系に対する影響の検討をすすめ，化学物質によるアレルギー性疾患誘発のメカニズムに迫りたいと考えている．化学物質とアレルギー疾患との因果関係の解明にはさらに多くのデータの蓄積が必要であり，今後その重要性がますます高まるものと考えられる．

〔渡邊裕子〕

文　献

1) Clark, D. A. et al. (1983). *Immunopharmacology*, **6**, 143.
2) Davies, R. J. et al. (1998). *Clin. Exp. Allergy*, **28**, 8.
3) Duchateau, J. (1998). *Rev. Med. Brux.*, **19**, A355.
4) Garret, M. H. et al. (1996). *Indoor Air*, **1**, 617.
5) James, J. M. et al. (1991). *J. Allergy Clin. Immunol.*, **88**, 402.
6) Jensen, E. J. et al. (1992). *J. Allergy Clin. Immunol.*, **90**, 224.
7) Juhlin, J. et al. (1972). *J. Allergy Clin. Immunol.*, **50**, 92.
8) Luster, M. I. et al. (1980). *Int. J. Immunopharmacol.*, **2**, 301.
9) 宮田幹夫，他 (1996). 自律神経, **33**, 257.
10) Murray, F. J. et al. (1979). *Toxicol. Appl. Pharmacol.*, **50**, 241.
11) Ortega, E. et al. (1994). *Immunol. Microbiol. Infect. Dis.*, **17**, 77.
12) Prenner, B. M. et al. (1976). *Ann. Allergy*, **37**, 180.
13) Rusznak, C. et al. (1994). *Allergy*, **49**, 21.
14) Stevenson, D. D. et al. (1986). *J. Allergy Clin. Immunol.*, **78**, 182.
15) Takeuchi, M. et al. (1989). *Chest*, **94**, 688.
16) 田辺新一 (1998). 空気調和・衛生工学会誌, **72**, 112.

4. 食品による免疫・アレルギーの制御

はじめに

　免疫系の機能はさまざまな環境因子によって影響を受ける．たとえば食品成分，ストレス，加齢，大気中の化学物質などが代表的なものである（図4.1）．これらの中で，免疫系維持するための食品成分の重要性は古くから確認されている．

　たとえば，食品中の栄養素といわれるものではタンパク質，糖質，脂質，ビタミン，ミネラル，いずれの場合も免疫系に大きな影響を与える．タンパク質は摂取量が低い場合には顕著に免疫系の機能は低下し，糖質の中でもプロバイオティクスなどの構成成分である多糖類は免疫系の働きを強める作用があるといわれている（図4.2）．脂質，特にその構成成分である脂肪酸は，その種類によっては免

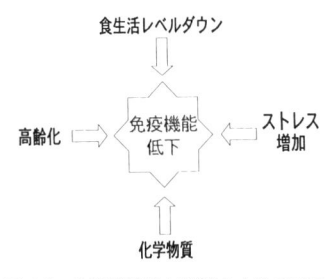

図4.1　免疫系機能が影響をうける因子

- ●低下した免疫の働きを強める
  - 良質なタンパク質・ビタミン・ミネラル
  - 多糖類(プロバイオティクスなど)
  - 非栄養素(抗酸化物質など)
- ●免疫の働きを弱める
  - 脂肪酸

図4.2　免疫系機能が影響をうける栄養素

疫機能を抑制する．

またビタミンでは，ビタミンE, A, Cなどが免疫系の機能に重要な影響をもっている．たとえばビタミンEはその高い抗酸化能力により活性酵素の生成を抑え活性酵素による免疫細胞に対する傷害作用を低下させる．またビタミンEは免疫細胞に直接作用して免疫機能を高めたり，さらには免疫作用を抑えるプロスタグランジンの作用を低下させる．

ミネラルではセレンや亜鉛が免疫系の機能の維持に重要な役割を果たしている．セレン亜鉛は本来活性酵素を除去する働きのある酵素（スーパーオキシドジスムターゼなど）の補酵素である．したがって，これらが不足すると活性酵素が増え，免疫系を攻撃する機会が多くなり免疫機能も低下する．これら以外にも抗酸化機能を有するフラボノイドなどが免疫系の機能の維持に関与している．

いずれの場合も生命の維持に欠くことのできない食品が生体の高次の生理機能である免疫系にも作用し，その恒常性維持に強く関与していることを示したものである．

以上のように，単一成分による免疫系への作用はこれまでに多く報告されてきている．最近になり，これまで述べてきたように免疫学，特に食品が最も早く接することになる腸管免疫系に関する研究の進展は著しい．それと軌を一にして，食品成分の免疫の機能に及ぼす影響も分子細胞生物学的視点から，急速に明らかにされている．そこで本章では食品素材が直接経口的に体内に摂取された場合に起こる免疫応答について述べたい．その中で特に日常的に摂取されている食品で，免疫，そしてアレルギーに大きな影響を与えているものについて述べる．

経口免疫寛容

すでに食品が免疫系に作用して過敏な免疫反応（アレルギー反応）を起こすことは述べてきた．しかし同時にアレルギー反応が起こらないような機構（経口免疫寛容）も備わっていることについても触れてきた．このような抗原が経口的に摂取された場合の免疫応答の特徴は，食品と免疫・アレルギー反応を考える場合に重要な点である．現在この経口免疫寛容に関しては多くの研究が行われ，分子細胞学的な手法によって解明が進み，寛容になると細胞はどのような状態になるのか明らかになりつつある．またこのようなことを背景に，この経口免疫寛容を有効に利用して過敏な免疫反応（アレルギーそして自己免疫疾患）を抑制する研

究が広く行われている．以上の内容の詳細は本章で述べられる．

腸内細菌

以前から，腸内細菌と免疫系との深い関係が指摘されてきた．たとえば，① 無菌状態のマウスでは経口免疫寛容が誘導されないこと，② 腸内細菌のフローラの構成は宿主のMHCタイプと相関があること，あるいは，③ 腸管免疫系の形成に重要な役割を果たしていること，などが明らかになりつつある．したがって，腸内細菌の免疫系への関与は予想した以上に大きいことが認識されつつある．

また，特に腸内細菌は基本的に宿主と共生しており，これは腸内細菌に対して免疫寛容を誘導する機構が存在することを意味している．この問題は実は免疫系の本質的なこと，すなわち免疫系は同じ細菌でも病原細菌は排除するのになぜ腸内細菌とは共生を認めるのかという高度な認識機構と関係したものであり，より深い理解が求められる．この問題は，第1章で述べたdanger modelと関連して，今後の展開が待たれる．

プロバイオティクスとプレバイオティクス

プロバイオティクスとは生体によい影響を与える生菌のことであり，プレバイオティクスとは腸内細菌でからだによい影響を与えるビフィズス菌などの生育を助けるオリゴ糖を中心とした物質のことである．

最近，このプロバイオティクスおよびプレバイオティクスの免疫系への作用機構が急速に明らかになりつつある．たとえば，プロバイオティクスはその細胞表面にあるリポテイコ酸などを通して腸管の上皮細胞や樹状細胞に作用し，Th1細胞を優勢にすることが認められている．このTh1細胞がアレルギーに関与するTh2細胞を抑制することから，最近プロバイオティクスとアレルギー予防についての研究が進んでいる．

プレバイオティクスもビフィズス菌などの腸管内のグラム陽性菌を増やすことから，上記と同様の機構でアレルギー反応を予防する．

これ以外にもさまざまな食品素材，食品構成成分（細菌，海藻，免疫ミルク，ビール酵母）そして，食品成分を精製したペプチド，ヌクレオチドなどのアレルギー作用や免疫作用が本章において述べられる．また実際のアレルギー作用を低減化した食品についても述べられる．

〔上野川修一〕

●レクチャー・ルーム●

自己と非自己の免疫調節

イーライ・E・セルカルツ

　自己免疫疾患の発症抑制において免疫制御が重要な意味をもっている．最近多くの健常人に自己抗原に対して特異性をもつ大量のT細胞およびB細胞が，生体に何らかの攻撃をすることなく存在していることが見出されている．このように非常に危険な状態を制御するには何らかの調節機構が必要である．そしてこのような調節に，抗体産生などT細胞やB細胞の果たす本来の免疫学的機能の機序と共通したものがある．

寛容の誘導

　特異的な免疫寛容の誘導には，単一細胞上の受容体への抗原のインパクトが直接に関与する．たとえば細胞が抗原の刺激によって直接死に至るかどうか，麻痺するかどうか，あるいは細胞が枯渇する前に細胞が増殖し，そしてさらにそれが拡大することが必要かどうか，特定の細胞の動きを止めるということはどういうことか，いずれの場合にも抗原決定基とその受容体との相互作用が必要とされている．

　B7に対するCD28分子とCTLA-4分子の競合もさらに副刺激分子である以上のような単一細胞調節現象と同様のカテゴリーに属する．

　しかし，抗原上のすべての抗原決定基が寛容を誘導するわけではない．むしろ抗原提示の際により速やかにプロセシングされて，より容易に細胞膜上にMHC分子とともに提示されやすい決定基のみが寛容を誘導するのかも知れない．むしろ十分に提示されていない"クリプティック（隠れた）"な決定基が隠れたまま免疫系に残り，そして反応の最高潮の瞬間，すなわちプロセシングと提示が起きた瞬間にクリプティックな決定基が現れ，そしてそれが寛容と関連するのであろうか[1]．

　自己に対する反応がこのような広がりを見せる場合"デタミナントスプレディング（determinant spreading）"と呼んでいる[2]．

主要な調節性細胞—CD4 T細胞とbystander suppression

　単一の細胞が調節性の物質を出すか，あるいは細胞間の相互作用によってエフェクター細胞が機能するのを妨げることが，免疫系における主要な調節作用として知られている．

　免疫調節は一般に抗原特異的，そしてT細胞抗原レセプター（TCR）を中心とした調節の2つに分類される．前者の場合は抗原を認識したCD4 T細胞がbystander suppression（傍観者的に相手かまわずの意）によってまわりにいる細胞の働きを負に調節する．この場合抑制性の物質が標的細胞に作用するのに直接接触する必要はない．

　後者は抗原由来ペプチドとMHCクラスII分子の結合の親和性が高いときにはTh1細胞前炎症性応答が，そして低いときにはTh2細胞調節性応答が誘導さ

れるような場合である．
抑制性CD8T細胞
　CD8T細胞もまた大量のサイトカインを産生し，通常，細胞間接触により抑制作用を示す．また多発性硬化症を引き起こすCD4T細胞の受容体は抗原提示細胞によりプロセスされその機能が抑制される．また危険な働きをする細胞を除去するためのCD4やCD8T細胞が誘導される[3]．
　このようなTCRを中心とした調節ネットワークにおいてCD8T細胞は死の接吻のような作用をする．
　鶏卵，リゾチームやβ-ガラクトシダーゼなどの抗原を用いた初期の研究では抑制性CD8T細胞を誘導する決定基は，もしこれが主要なCD4T細胞を誘導する抗原決定基に近接していれば，抗原全体による免疫応答を防げることができる．
　これまで私は抗原特異性が明らかになっている細胞について述べてきた．しかしながら，最近抑制性と同定できる表面マーカーをもつT細胞についての研究が急速に進んでいる．たとえば，$CD25^+ CD4^+$ T細胞が見つけられたことにより免疫系において，これまで予想された以上にさまざまな調節機構があることを示された[4]．エフェクターT細胞が$CD25^-$画分にあるとき，すなわち$CD25^+$がないとき，調節はされない．しかしながらなお，抗原特異的な$CD25^+$調節性細胞は見出されていない．
　さらに$CD45RB_{low}$あるいは$CD62L^+$画分中の調節性細胞も調節機構に取り込まれているであろう．しかし，これら細胞間の相互関係を理解するにはさらに研究が必要であろう．

結　語
　反応を支配しようとするさまざまな形の競合が，すべてのT細胞間，さらに抗原処理，提示においても見られる．調節を経済的に行うためには対象を選択し，調節を限られた標的に集中させることが理にかなっている．しかしながらこの経済性とは逆に多種類，なかには無駄とも思われる調節機構も存在する．これからの4半世紀にこれらの間の相互関係が明らかにされなければならない．

　　　　　　　　　　　　　　　　　　　　　　　　　　　　（上野川修一　訳）

文　献
1) Sercarz, E. E. *et al.* (1993). Dominance and crypticity of T cell antigenic determinants. *Ann. Rev. Immunol.,* **11**:729-766.
2) Parham, P., ed. (1998). *Immunological Reviews* Vol.164,"Determinant spreading".
3) Kumar, V. and Sercarz, E. (2002). An integrative model of regulation centered on recognition of TCR peptide/MHC complexes. *Immunol. Rev. Aug.,* **182**:113-121.
4) Read, S, and Powrie, F. (2001). CD4(+) regulatory T cells. *Curr. Opin. Immunol.,* Dec; **13**(6):644-649.

●レクチャー・ルーム●

経口免疫寛容によって誘導されたアクティブサプレッション

ハワード・L・ワイナー

　経口免疫寛容の誘導にはデリーション (deletion)，クローナルアナジー (clonal anagy)，そしてアクティブサプレッション（active suppression；能動的抑制）などの複数の機構が関わっている．自己免疫疾患（多発性硬化症，慢性関節リウマチ，糖尿症など）の治療法として経口免疫疾患を応用する場合にはこれらの中でアクティブサプレッションが最も重要と考えられる．なぜならアクティブサプレッションでは病原性 T 細胞作用を TGF-β や IL-10 などの抑制性の因子によって抑えることが可能であるためである．さらに，これら抑制性の因子はたとえば炎症を起こしている組織中抗原の種類を問わず，bystander（傍観者的に相手かまわずの意）に抑制的に作用すると考えられる[1]．

　経口的に投与された抗原は Th 2 あるいは Th 3 型の応答を誘導しやすい．われわれのグループは経口的に投与された抗原によって誘導される TGF-β を産生する調節性 T 細胞に注目し，このような細胞を Th 3 細胞と名付けた．

　一方，最近になって T 細胞の機能を強く抑制する CD 4$^+$ CD 25$^-$ 調節性 T 細胞が注目を集めている．坂口らによって最初に報告されたこの細胞の抑制活性は多くの研究室においてマウスにおいても人においても確認されている[2]．

　われわれのグループは最近，TCR トランスジェニックマウスにおいて経口的に抗原を投与するとこの細胞が増加することを確かめた[3]．

　この CD 4$^+$ CD 25$^+$ T 細胞は *in vitro* では，抗-CD 3/CD 28 抗体で刺激しない限りサイトカインを産生しない．また抑制作用には細胞間の接触が必要である．すなわち，これらの細胞は，たとえば細胞は通過できないがタンパク質は通過できる膜を隔てても TGF-β の放出により，抑制することのできる Th 3 細胞とは明らかに異なっている．

　大腸炎モデルにおいては，これら細胞の抑制活性は抗 IL-10 レセプター・モノクローナル抗体や抗 TGF-β 抗体によって阻害される．抑制性サイトカインは一般に可溶性因子であることが多かったが，それがすべてではないことが明らかとなっている．たとえばマクロファージのあるものはその細胞表面に IL-10 を発現しているが細胞外へ放出することはない[5]．この IL-10 は機能していて，たとえば抗 IL-10 抗体を加えるとマクロファージの抗菌作用は上昇する．CD 4$^+$ CD 25$^+$ 細胞の表面に TGF-β を表現していてこの TGF-β は細胞外に放出されることなく標的細胞に作用することが最近明らかにされた[6]．

　この事実によってなぜ CD 4$^+$ CD 25$^+$ T 細胞の TGF-β に依存した抑制作用に細胞間の接着が必要なのか明らかとなった．

　筆者らのグループもこれを独立して同様の現象を見出している[7]．すなわち筆者らは潜在型 TGF-β には独自のペプチド（LAP）が結合していることを見出している．TGF-β はこのような潜在型としてつくられそして TGF-β レセプター

と結合するときに活性化される．このLAPをもっている細胞はOVA-TCRトランスジェニックマウスに経口抗原が投与されているときに増加する．興味あることにわれわれは表面にLAPをもつ細胞は同時にスロンボスポンジン（TSP）も発現している．このTSPは潜在型TGF-βを活性型にする機能をもっている．LAPの発現はCD4$^+$CD25$^+$T細胞に限ったことではなくCD4$^+$CD25$^-$T細胞の一部もその表面にLAPを発現しており，この細胞も調節性T細胞活性を大腸炎モデルにおいて有している．

このように，抗原の経口投与は抑制性サイトカインを放出するアクティブサプレッション以外にも細胞表面に発現した抑制性のサイトカインによる抑制も誘導するのである．

以上のような経口免疫寛容をより一層解明することは疾病治療に大いに役立つことになるであろう． （上野川修一 訳）

文　献

1) Faria, A. M., and Weiner, H. I. (1999). Oral tolerance: mechanisms and therapeutic applications. *Adv. Immunol.* **73**:153-264.
2) Sakaguchi, S., Sakaguchi, N., et al. (1995). Immunologic self-tolerance maintained by activated T cells expressing IL-2 receptor alpha-chains (CD25). Breakdown of a single mechanism of self-tolerance causes various autoimmune diseases. *J. Immunol.,* **155**:1151-1164.
3) Zhang, X., Izikson, L. et al. (2001). Activation of CD25$^+$CD4$^+$ regulatory T cells by oral antigen administration. *J. Immunol.,* **167**:4245-4253.
4) (Two papers separately showed the involvement of IL-10 and TGF-beta. So I would take a review by Powrie) Singh, B., Read, S., et al. (2001). Control of intestinal inflammation by regulatory T cells. *Immunol. Rev.,* **182**:190-200.
5) Fleming, S. D., Leenen, P. J., et al. (1999). Surface interleukin-10 inhibits listericidal activity by primary macrophages. *J. Leukoc. Biol.,* **66**:961-967.
6) Nakamura, K., Kitani, A., et al. (2001). Cell contact-dependent immunosuppression by CD4+CD25+ regulatory T cells is mediated by cell surface-bound transforming growth factor beta. *J. Exp. Med.,* **194**:629-644.
7) Oida,T., and Weiner, H.L. Unpublished data.

●レクチャー・ルーム●

これからの免疫研究

穂積信道

　免疫学の医療における最大の貢献はワクチンの開発である．1796年におけるジェンナーによる天然痘に対するワクチン接種は近代科学としての免疫学の黎明を告げるものであった．その後，幾人かの先達による病原体の研究をとうして，免疫学は微生物学を基礎として発展した．20世紀初頭にはエーリッヒにより"horror autotoxicus"という考え方が提唱されて以来，免疫学は"自己・非自己識別"という哲学的ともいえる大命題と取り組まざるをえなくなった．20世紀中頃からは現在の"分子免疫学"の中心的課題の基礎となるいくつかの大きな成果が得られた．たとえば，多発性骨髄腫細胞が産生する homogeneous protein を用いた抗体の多様性の起源，胸腺も含めてT・B細胞の機能，さらにMHCの多様性とMHC拘束性に関する遺伝学的・細胞免疫学的研究などがあげられる．そして1970年代に入り，制限酵素という大発見に続いて，組み換えDNA関連技術の怒涛のような発展は医学・生物学研究のアプローチを一変させてしまった．これらの新しい技術を取り入れ，最初に素晴らしい成果をあげたのは免疫学であるといってもよいであろう．

　これから免疫研究はどのような方向に発展していくのであろうか？　現在進行中の分野がますます細分化していくことは疑いない（シグナル伝達の解析など）．免疫系特有の生命現象（トレランス，メモリーなど）に対しても詳細な解析が進むであろう．また免疫系は他の生命系にもみられる共通の生命現象（受容体を介したシグナル伝達，アポトーシス，サイトカインなど）の優れたモデル系でもある．それと同時に細分化された成果を統合し，生体全体における免疫応答を理解しようとする動きも活発になるであろう．またネットワーク形成，記憶，学習，非自己の排除，誕生後の多様性の獲得など脳神経系研究やITのモデルともなりうるのではないか．再生医療や先端的遺伝子治療においては免疫・造血系の研究が大きな推進力になるであろう．

　ところで過去30年間における免疫学の発展を振り返ってみたときに，コンセプトの上では真の意味での新しいパラダイムは生まれなかったように思われる．また膨大な知識の集積にもかかわらず免疫病に対する根本的な方策は得られていないのが実状である．たとえば効果的なワクチンを開発できる確固たる方法論は未だ存在しないし，臓器移植時の拒絶，自己免疫病，ますます増加する傾向にあるアレルギーなどに対しても根本的な治療法は見あたらない．したがって免疫病克服のための努力も続けられるであろう．また免疫現象の理解には免疫応答に関与している分子の解析だけでは不十分である．免疫学がこれからも発展を続けるには細胞免疫学によるアプローチを軽視してはならないと思われる．

4.1 経口免疫寛容

a. 概　説

経口免疫寛容（oral tolerance）は経口摂取したタンパク質抗原に対し，全身免疫系において抗原特異的に免疫応答能が低下する現象であり，食物抗原に対する過剰な免疫応答を抑制する重要な生理的機構であると考えられている．経口免疫寛容では条件により血中特異抗体応答，遅延型過敏反応，脾臓・リンパ節の抗原特異的T細胞サイトカイン産生応答が低下することがマウスをはじめ多くの実験動物で示されている．また，ヒトでも実験例がある．

誘導機構―調節性T細胞，アナジー，クローン消去

経口免疫寛容はT細胞依存的であることが明らかとされている（Hirahara et al., 1995；Yoshida et al., 1998）．このような経口免疫寛容の誘導機構として，①調節性T細胞（regulatory T cell）による能動的抑制，②ヘルパーT細胞の不応答化・低応答化，③クローン消去（クローナルデリーション clonal deletion）などが考えられている．①は経口抗原によりTGF-βやインターロイキン（IL）-10などを産生するT細胞が誘導され，この細胞が免疫応答を抑制するというものである（Faria and Weiner, 1999）．最近抑制活性を有するCD 25（IL-2レセプター）発現CD 4 T細胞が経口摂取抗原により誘導されることも報告されている（Zhang et al., 2001）．②はしばしばアナジー（anergy）と称され，経口抗原を認識したT細胞がサイトカイン分泌能，増殖能の低い状態に変化するというものである（Van Houten and Blake, 1996）．③は経口抗原により抗原特異的T細胞のアポトーシスが誘導される（Chen et al., 1995）．しかしながらこれら調節性T細胞，T細胞不応答化，T細胞のアポトーシスの誘導機構については十分に解明されていない．特にT細胞が抗原提示細胞上の抗原を認識することから，抗原提示細胞の役割が予想され，抗原の抗原提示されやすい部位に対し経口免疫寛容が誘導されやすいことが知られる（Hachimura et al., 1994）．最近抗原の経口摂取により調節性T細胞誘導能を有する樹状細胞が誘導されることが明らかにされた（Alpan et al., 2001）．この樹状細胞の調節性T細胞誘導機構，そして，不応答化・低応答化やアポトーシス誘導にかかわる抗原提示細胞の解明が待たれる．

経口免疫寛容誘導の場

　経口免疫寛容は腸管免疫系から離れた部位における抗原特異的免疫応答能低下を意味するが，経口抗原を認識した腸管免疫系のT細胞がその誘導に関与することを支持する報告が多く存在する．特にパイエル板において調節性T細胞が誘導されること，および抗原特異的T細胞のアポトーシスが誘導されることが知られている (Tsuji et al., 2001, Chen et al., 1995). しかし最近このパイエル板が経口免疫寛容誘導に必須でないとの報告もある (Spahn et al., 2001). 前述の調節性T細胞を誘導する樹状細胞が腸管膜リンパ節において誘導されることが見出されている (Alpan et al., 2001). また一方で，経口摂取抗原は血流に入り，あるいは，抗原を取り込んだ抗原提示細胞が移動することにより，さまざまな組織に到達する可能性がある．抗原の静脈投与によっても免疫寛容が誘導されることが知られており，肝臓，脾臓，末梢リンパ節などで経口免疫寛容が誘導される可能性もある．

分子機構

　分子レベルでは，前述の調節性T細胞由来TGF-β，IL-10の関与の他はまだ不明な点が多い．最近経口免疫寛容状態の低応答化T細胞の細胞内シグナル伝達において，TCRからのカルシウム経路に障害があることを見出した (Asai et al., 2002). しかし，この低応答化T細胞，あるいは調節性T細胞の細胞内シグナル伝達機構についてまだ不明な点が多い．最近他の免疫寛容の分子機構について進展がめざましく，近い将来明らかになることが期待される．

腸内細菌叢の役割

　上記以外に腸内の常在細菌の役割についても注目される．無菌マウスにおいては経口免疫寛容が誘導されにくいことが示されており，特定の菌の生着により，経口免疫寛容誘導が増強されることが報告されている (Sudo et al., 1997).

経口免疫寛容の免疫疾患の予防・治療への応用

　一方で，経口免疫寛容は，抗原特異的な免疫抑制機構であるため，アレルギーや自己免疫疾患の予防，治療への応用が期待される．1993年に，経口免疫寛容を利用した自己免疫疾患である慢性関節リウマチや多発性硬化症の治療について報

告され注目された (Weiner et al., 1993；Trentham et al., 1993). 一方, アレルギーの治療としては, 経口減感作療法として古くからアレルゲンの経口投与による軽減が示されている. 予防効果も動物モデルにおいて明確に示されており, 今後ヒトにおいての検討が待たれる. 食品による疾患予防も可能かもしれない. これらの予防・治療においては, 抗原の種類や対象者の遺伝的背景と経口免疫寛容の有効性の関係を明らかにしていく必要性がある. また, 経口免疫寛容の増強法の開発も重要であろう.

経口免疫寛容と食品アレルギー

食品アレルギーの要因の1つに経口免疫寛容の破綻が考えられる. たとえば, 経口免疫寛容の誘導されにくい部位に対しての免疫応答がアレルギー発症に関与する可能性がある. また, 食品成分が経口免疫寛容誘導を修飾する可能性が考えられ, 経口免疫寛容を増強する成分が同定できれば, 食品によるアレルギー予防が期待される. しかしながら, TCR トランスジェニックマウスに卵白飼料を摂取させた場合, 脾臓 T 細胞の経口免疫寛容と血中 IgE 抗体 (Shida et al., 2000) や小腸の炎症が両方観察され, その関係は単純でないことが示される. 今後両者の関係を分子レベルで解明する必要があろう. 〔八村敏志〕

主 要 文 献

1) Alpan, O. et al. (2001). *J. Immunol.*, **166**:4843.
2) Asai, K. et al. (2002). *J. Immunol.*, **169**:印刷中.
3) Faria, A. M. and Weiner, H. L. (1999). *Adv. Immunol.*, **73**:153.
4) Hirahara, K. et al. (1995). *J. Immunol.*, **154**:6238.

b. 誘 導 機 構

1) アナジー, アポトーシス

われわれの身体には免疫系が備わっており, 外部にから体内に侵入してくる異物 (外来抗原) を排除することによって細菌やウイルスの脅威から身を守っている. また, われわれは生きるために食物も異物として体内に侵入し, 免疫系に認識される. しかし, これらの食物に対しては微生物やウイルスに対するような免疫応答は起こらない. 腸管には腸内細菌が存在するが, これらに対しても免疫系は強くは反応しない. もし, 食物や腸内細菌に免疫系が強く応答すれば, 腸管は

常に免疫系に破壊されつづけることになり，われわれは生きていくことはできない．そのため，腸管は単に消化吸収としての機能を有するだけでなく，生体の恒常性を保つ免疫系としての役割を担っている．

経口免疫寛容

一般に腸管を通過した抗原タンパク質に対しては免疫系が反応しないか，全身における免疫応答が抑制されてしまう現象が観察され，経口免疫寛容と呼ばれている．この経口免疫寛容は実験的に誘導することができる．たとえば，マウスに抗原を腹腔ないし皮下に投与する，すなわち免疫すると血中に抗原に特異的な抗体が誘導され，増大してくる．しかしながら，免疫をする前に，あらかじめ抗原を口から飲ませる（経口投与）と免疫によって増大する抗体の量は経口投与しなかったものに対して，1/100～1/1,000 に低下してしまう．

経口免疫寛容に関与する細胞とその不応答化（アナジー）

経口免疫寛容状態を誘導している免疫細胞を同定するために，経口免疫寛容状態のマウスから免疫細胞を SCID マウス（T 細胞・B 細胞のないマウス）に移入するという手段がとられ，その結果 T 細胞を移入したときに免疫寛容を再構築できることから T 細胞が経口免疫寛容の誘導に重要な役割を果たしていることが確かめられた（Hirahara et al., 1995）．この T 細胞は in vitro において抗原に対して in vitro における細胞増殖因子であるインターロイキン（IL）-2 を産生せず，増殖応答を示さないことから，抗原に対して無反応状態（アナジー）と考えられた．T 細胞にアナジーが誘導されることは Schwartz らによって示された（Jenkins et al., 1990）．通常 T 細胞は T 細胞抗原レセプター（TCR）を介して，樹状細胞やマクロファージなど抗原提示細胞（これらの細胞は抗原を取り込んで消化し，主要組織適合遺伝子複合体（MHC）と呼ばれる分子上に乗せて細胞表面上に発現させる．）が提示する抗原を認識し活性化する．Shwartz らは TCR を認識する抗体を用いて T 細胞を刺激し，TCR だけのシグナルを T 細胞に入れることによってアナジー状態を誘導できることを見出した．

アナジーは，TCR から刺激を入れると同時に，T 細胞上の CD 28 分子を刺激することによって回避することができることから，in vitro におけるアナジーの誘導に抗原提示細胞側の B 7 分子と T 細胞側の CD 28 分子の相互作用（共刺激）の有無が重要であることが示された．このことから，in vivo においても共刺激分子がない一般の細胞や未熟な段階の抗原提示細胞との相互作用により T 細胞にア

ナジーが誘導されると考えられている．

経口免疫寛容に関与する調節性の T 細胞

　通常のマウスに経口免疫寛容が誘導されたマウスの T 細胞を移入すると，抗原特異的に免疫寛容を誘導できることから，免疫応答を抑制する T 細胞の存在が示唆された．この細胞は免疫応答を調節するという意味で調節性 T 細胞と呼ばれている．一般に，T 細胞は IFN（インターフェロン）-γ 産生型のエフェクター細胞，または IL-4 産生型のエフェクター細胞に分化することが知られており，それぞれ，Th 1 細胞，Th 2 細胞と呼ばれている．Th 1 細胞は炎症性の反応を引き起こし，一方 Th 2 細胞は抗体産生応答を誘導と考えられている．また，この 2 種類のエフェクター細胞は互いに分化誘導を抑制しあうことが知られている．経口抗原を投与することによって誘導されてくる T 細胞は IL-4 を分泌するため，この場合，単純に IL-4 を分泌する Th 2 細胞が Th 1 細胞の免疫応答を抑制したと考えられた．しかし，Weiner らはミエリン基質タンパク質を経口投与したマウスから細胞の活性化を阻害する形質転換成長因子(TGF)-β を産生する T 細胞株を樹立し，免疫を抑制する調節性 T 細胞の存在を示した (Chen *et al.*, 1994)．彼らは，この T 細胞を従来の Th 1 と Th 2 とは異なる亜集団として，Th 3 細胞という名前を与えた．これらの細胞は *in vitro* で誘導しているため *in vivo* において誘導されるかどうかは疑問であったが Weiner らは卵白アルブミン (OVA) 特異的 TCR トランスジェニックマウスを用いることにより経口抗原に感作した T 細胞の応答を直接的に観察し，経口抗原に対する T 細胞の初期応答においても IL-2 産生が低く，IL-4 産生が優位な T 細胞が誘導されると同時に，TGF-β の分泌も促進されることを報告して，*in vivo* でも誘導されうることを証明した (Chen *et al.*, 1995)．最近では CD 25 (IL-2 レセプター) を発現する一部の記憶 CD 4 T 細胞群が自己免疫疾患を抑制する作用のあることが発見され (Takahashi *et al.*, 1998)，あらたな調節性 T 細胞として注目を集めている．この細胞はアナジー状態であることも知られる．また，抗原の経口投与によっても CD 25 CD 4 T 細胞が誘導，これらの細胞の抑制作用には TGF-β が重要な役割を果たすことが報告された (Thorstenson and Khoruts, 2001)．しかしながら，一方で CD 25 CD 4 T 細胞の抑制機構には液性因子ではなく細胞間接着によるものであると報告されており (Takahashi *et al.*, 1998 ; Thornton and Shevach, 1998)，TGF-β は液性因子であるためこれらの結果は矛盾する．しかしながら最近，細胞膜に結合した

TGF-βがCD25 CD4 T細胞の抑制機能に重要な役割を果たすことが報告された（Nakamura et al., 2001）.これまで免疫系の抑制作用にTGF-βが重要な役割を果たしていると考えられてはきたが，TGF-βは液性因子であり，また免疫系の細胞のみならず，さまざまな細胞によって分泌されるため，抗原特異的に誘導される経口免疫寛容の機構としては疑問を残していた．しかしながら，膜に結合したTGF-βの登場によりこれらの問題を解決できるかもしれない．

アポトーシスと経口免疫寛容

　Weinerらは腸管のリンパ節であるPeyer's patchにおいて抗原の経口投与により抗原特異的なアポトーシス（細胞自殺）が誘導されることを示した（Chen et al., 1995）.これによって経口免疫寛容の機構としてT細胞の抗原特異的T細胞の除去がおこりうることを示された．経口抗原によって誘導されるパイエル板における抗原特異的アポトーシスの誘導機構をKelsallらが解析したところ，Fas/FasLを介したシグナルが重要であることが明らかになったが（Marth et al., 1996），詳細な機構はまだ議論の余地があるだろう．経口免疫寛容に置けるアポトーシスの意義としては抗原特異的なT細胞を減らすことにあると考えられるが，一般に炎症反応の収束においてもT細胞のアポトーシスが誘導される（T細胞は通常強い抗原刺激を受けたり活性化し続けたりすると死ぬ）ことから，免疫寛容の機構として考えるかどうかは疑問ではある．しかし炎症反応のような強い免疫応答が誘導されないにもかかわらず，T細胞がアポトーシスを起こして死んでしまうことは注目に値するだろう．また，アポトーシスを起こしたT細胞から細胞内のTGF-βが放出され免疫応答を抑制するという報告もある（Chen et al., 2001）ことから，調節性T細胞的な役割を担っている可能性もある．

　以上経口免疫寛容の機構を述べてきたが，経口免疫寛容がいかにして実行されるかについてはかなりのことがわかってきつつある．しかしながら抗原を経口投与したときにアナジー，調節性T細胞，アポトーシスがなぜ誘導されるのかについてはほとんどわかっていない．今後の重要な研究課題ということになるだろう．

〔植田祥啓〕

文　献

1) Chen, Y. et al. (1994). Science, **26**(265):1237-1240.
2) Chen, Y. et al. (1995). Nature, **13**(376):177-180.

3) Chen, W. et al. (2001). *Immunity*, **14**:715-775.
4) Hirahara, K. et al. (1995). *J. Immunol.*, **154**:6238-6245.
5) Jenkins, M. K. et al. (1990). *J. Immunol.*, **144**:16-22.
6) Marth, T. et al. (1996). *J. Immunol.*, **157**:2345-2357.
7) Nakamura, K. et al. (2001). *J. Exp. Med.*, **194**:629-644.
8) Takahashi, T. et al. (1998). *Int. Immunol.*, **10**:1969-1980.
9) Thornton, A. M. and Sherach, E. M. (1998). *J. Exp. Med.*, **188**:287-296.
10) Thorsenlon, K. M. and Khoruts, A. (2001). *J. Immunol.*, **167**:188-195.

2) 経口免疫寛容における細胞内情報伝達

T細胞は経口免疫寛容の誘導に重要な役割を果たしており，その一つに特異的抗原に対して増殖応答やサイトカイン分泌応答を示さないアナジー（低応答性）と呼ばれる機序がある (Jenkins et al., 1990). アナジーの誘導は抗原や刺激の種類，あるいはT細胞の状態の違い(抗原に反応したことがないT細胞，記憶T細胞，活性化T細胞など)によって重要な影響を受けていると考えられ，統一的な見解が整理されていないのが現状である．そこで筆者らが明らかにした知見をもとに，経口免疫寛容機構におけるアナジーT細胞のシグナル伝達機構について紹介する．

アナジーT細胞の細胞内情報伝達

TCRがCD4/CD8とともにAPC上の抗原-MHC複合体を認識すると，T細胞内に存在する数多くのシグナル伝達に関与するタンパク質などが活性化され，T細胞は遺伝子発現の誘導や細胞の増殖・分化などの多様な応答を起こすと考えられている．TCRを介するシグナル伝達系にはMAPK(mitogen-activated protein kinase)系とcalcium系が主に知られており，これまでのアナジーT細胞ではMAPK系の障害に起因するものが多く報告されている (Field et al., 1996 ; Li et al., 1996) が，近年calcium系に障害のあるアナジーも報告され (Kimura et al., 2000)，アナジーといってもある1つの機構によって制御されているわけではないことが示されつつある．そこでわれわれは，OVA特異的TCRトランスジェニックマウス（OVA 23-3 TCR Tgマウス）を用い，OVAを8%含む卵白食を約1カ月間長期的に自由摂取させ，経口免疫寛容を誘導してそのアナジーT細胞のシグナル伝達系の解析を行った．経口免疫寛容のアナジーT細胞では，TCR刺激後にリン酸化されるζ鎖，ZAP-70，LAT，PLCγ-1のリン酸化が減弱して活性化が低下し，さらにその下流で誘導される細胞内Ca^{2+}濃度上昇と転写

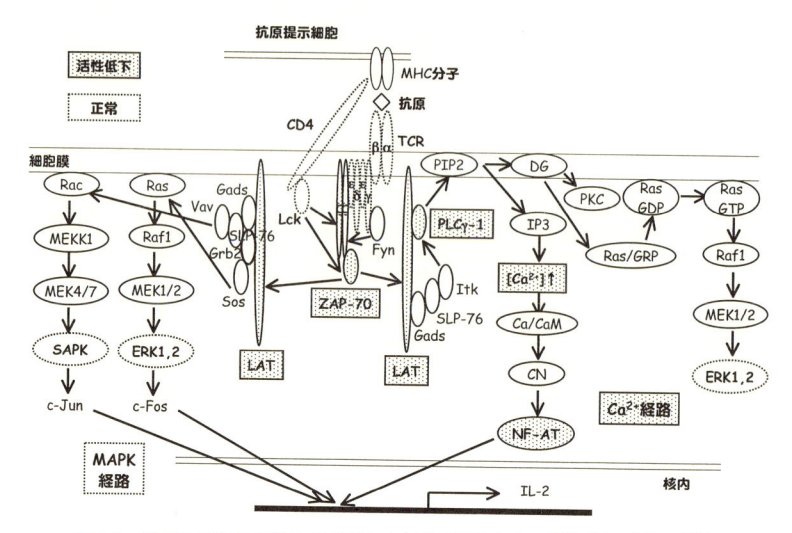

図 4.3 経口免疫寛容状態の T 細胞における TCR からの細胞内シグナル伝達

因子 NF-ATp と NF-ATc の核内移行にも障害が認められ，calcium 系に傷害が起きてアナジーになっていることが示された（図 4.3）．しかし ERK/MAPK と SAPK/MAPK の活性化は正常であり，これまで多くのアナジー T 細胞で報告されてきた MAPK 系には障害が認められないことが明らかになった．また，アナジー T 細胞は細胞増殖因子である IL-2 を産生しないが，IL-2 を付加することによってアナジー状態が回復することが知られている（Jenkins *et al.*, 1990）．しかし，経口免疫寛容のアナジー T 細胞では，IL-2 刺激によって誘導される細胞増殖応答抑制因子 p 27^{kip1} の分解が誘導されないことが明らかになり，その結果 IL-2 を付加しても細胞周期が進まないことから細胞分裂が誘導されずアナジーが回復しないことが明らかになった．まとめると，経口免疫寛容のアナジー T 細胞は TCR シグナル伝達の calcium 系と IL-2 シグナル伝達の細胞増殖誘導系の傷害によって制御されていることが明らかになり，これまでのアナジー T 細胞の報告と比較すると，経口免疫寛容特異的な機構によってシグナル伝達系が制御されている可能性が示唆されている．

最後に，経口免疫寛容の誘導，維持，回復の方法などが最近増加傾向にあるアレルギー疾患の治療や，今後一般化されるであろう臓器移植などにも応用できるであろうことを考慮すると，経口免疫寛容における細胞間相互作用や分子機構を明らかにすることは，重要な情報を提供するものと期待される． 〔浅井和美〕

文　献

1) Fields, P. E. et al. (1996). Science, **271**(5253): 1276-1278.
2) Jenkins, M. K. et al. (1990). J. Immunol., **144**(1): 16-22.
3) Kimura. M. et al. (2000). Int. Immunol., **12**(6): 817-824.
4) Li, W. et al. (1996). Science, **271**(5253): 1772-1276.

c. アレルギーの治療

　漆職人が漆を嘗めてかぶれを防ぐという話は有名である．うるしかぶれの原因物質であるウルシオールを少量ずつ経口摂取すると，ウルシオールに対する皮膚アレルギー反応が抑制されることが経験的に知られていた．今日，アレルゲンをアレルギー患者に投与してアレルギー反応を低減化する治療法は，アレルゲン特異的免疫療法として確立している(Bousquet et al., 1998)．皮下注射法が標準的な投与経路であるが，アレルゲンを舌下-嚥下投与することによりアレルギー性炎症が有意に抑制されることが実証されている(Malling et al., 1998)．これらの臨床的有効性は，経口免疫寛容の誘導により治療効果がもたらされた可能性が高い．経口免疫寛容現象は食物抗原に対する生理的な免疫抑制機構であると考えられ，それを利用したアレルゲン特異的経口免疫療法は，副作用の低い有用な治療法となるものと期待されている．

動物における研究

　マウスを用いた研究において，経口免疫寛容の誘導により，アレルギー反応が抑制されることが明らかにされている．アレルギー反応の発症機序においては，アレルゲン特異的なTh2細胞の活性化と，それに引き続いて誘導されるIgE抗体の産生，好酸球などの炎症性細胞の活性化が重要な反応と考えられている．アレルゲンをマウスに経口投与すると，アレルゲン特異的Th2細胞からのサイトカイン産生が抑制されること，アレルゲン特異的IgE抗体の抗体価が抑制されること，さらにアレルゲン惹起後に誘発される好酸球性炎症が抑制されることなどが示されている．これらは，経口免疫寛容が誘導された結果，アレルゲン特異的Th2細胞の機能が抑制されたためであると考えられる．

　Th2細胞の寛容化機序についてはまだ十分に解明されていないものの，いくつかの可能性が考えられている．4.1-b-1)項(p.155)で解説されたように，1つは，アレルゲン特異的Th2細胞のアナジー化である．腸管粘膜に存在する抗原提

示細胞との相互作用において，Th 2 細胞は十分な活性化シグナルを受け取れないため，あるいは抑制シグナルを受け取るために不応答化すると考えられる．Th 2 細胞への寛容誘導には比較的多量の抗原が必要との報告もあるが，免疫後のマウスへの投与では少量のアレルゲンを頻回経口投与することが Th 2 細胞依存的な反応の抑制に有効との報告もあり (Wu et al., 1998)，後者は臨床成績を反映していると考えられ興味深い．また別の機序として，免疫抑制制御機能をもった細胞が Th 2 細胞を不活性化することも考えられる．実際，TGFβ を産生する細胞が Th 2 依存的な好酸球性炎症を抑制することが報告されている (Haneda et al., 1997)．これらの抑制機序は相互排他的なものではなく，総合的に働いてアレルギー性炎症が抑制されると考えられる．

ヒトにおける研究

臨床においては，多数の二重盲検プラセボ対照比較試験において，アレルゲンの舌下-嚥下投与によりアレルギー性炎症，特に鼻炎症状が改善することが明らかにされている(表 4.1)．興味深いことに，経口投与よりも舌下-嚥下投与方法での臨床成績が良い．これは，消化の影響以外に，口腔から食道にかけての消化管も粘膜免疫寛容の誘導に寄与することを示唆している．舌下-嚥下投与法は注射法に比較して苦痛が少なく，安全性も高いとされている．しかし，アレルギー性炎症の抑制に有効な抗原の投与量や，投与期間などに関して標準的な治療方法が確立されておらず，一般的な治療法として普及するためには，今後解決されるべき課題も多い．マウスで確認されているような Th 2 細胞の機能抑制が機序として働いているかどうかについては，現在のところ明らかではない．臨床効果と同時に

表 4.1 舌下-嚥下免疫療法におけるアレルギー性炎症改善効果（二重盲検試験）

文献	症状	アレルゲン	n (プラセボ/実薬)	有効性
Tari, 1990	鼻炎・喘息	室内塵ダニ	30/28	$p<0.001$
Sabbah, 1994	鼻炎・結膜炎	草木花粉	29/29	$p<0.05$
Feliziani, 1995	鼻炎	草木花粉	18/16	$p<0.01$
Troise, 1995	鼻炎	ヒカゲミズ	15/16	$p<0.05$
Clavel, 1998	鼻炎	草木花粉	58/62	$p<0.02$
Vourdas, 1998	鼻炎・結膜炎	オリーブ花粉	32/34	$p<0.05$
Pradalier, 1999	鼻炎	草木花粉	61/62	$p<0.05$
Bousquet, 1999	喘息	室内塵ダニ	42/43	$p<0.01$
LaRosa, 1999	鼻炎・結膜炎	ヒカゲミズ	21/20	$p<0.02$

アレルゲン特異的 IgG 4 抗体量の上昇が認められることから, Th 1 細胞の活性化により Th 2 細胞の機能が抑制されているのではないかとも考えられている.

アレルゲン特異的免疫療法は, 抗ヒスタミン剤や抗アレルギー剤による対症療法とは異なり, 免疫反応を抗原特異的に制御するという作用機序から, アレルギー性疾患に対する唯一の長期緩解から治癒をもたらし得る治療法である. 経口免疫寛容現象の機序解明が進み, アレルゲンの経口投与により効率的にアレルゲン特異的 Th 2 細胞に免疫寛容を誘導する技術が開発されると, 経口免疫寛容誘導療法は, アレルギー性疾患に対する有効な治療法として確立されるであろう. 経口免疫寛容現象に関する基礎研究と応用研究のさらなる進展が期待される.

〔平原一樹〕

主 要 文 献

1) Bousquet, J. et al. (1998). J. Allergy Clin. Immunol., **102**:558.
2) Malling, H. J. et al. (1998). Allergy, **53**:933.

d. 自己免疫疾患の治療

われわれの体には, 細菌やウイルス, あるいはさまざまな異種抗原に対する生体防御反応として免疫系が備わっている. この免疫系は自己と非自己を厳密に区別し, 外部から侵入してくる (非自己の) 病原性微生物などを認識すると, ただちに攻撃を開始し排除する. 一方, 自己の構成成分である組織や細胞, さらにはそれらを構成するタンパク質などには反応しない. このような現象を自己に対する免疫寛容現象という. ところが, 本来反応しないはずの自己抗原に対し, 何らかの異常で免疫寛容現象が破たんしたために免疫系が反応して起こる疾患があり, 自己免疫疾患と呼ばれている. このような自己免疫疾患に対する治療法の1つとして, 経口免疫寛容現象を利用できないかという試みが現在行われている.

経口免疫寛容現象の説明や誘導機構等については, 他の項で詳細が述べられているため, ここでは簡単に記載する. 経口による抗原投与を行った際, その抗原特異的に全身の免疫応答が低下することが古くより観察されており, この現象を経口免疫寛容と呼んでいる. この現象を利用した方法は, 他の免疫寛容誘導法より比較的安全に寛容状態を誘導することができるといわれており, アレルギーや自己免疫疾患への応用が期待されている.

動物における研究

これらの試みは，ヒトの自己免疫疾患患者に対して実施される以前に，まず実験動物のモデル系で行われた．ヒトの多発性硬化症のモデルとして実験的自己免疫性脳脊髄炎，さらにヒトの慢性関節リウマチのモデルとしてコラーゲン誘導性関節炎，ブドウ膜炎のモデルとして実験的自己免疫性ブドウ膜炎，I型（インスリン依存型）糖尿病のモデルとして NOD (non-obese diabetic) マウスといった系で，それぞれ数多くの有効例が報告されてきた．

これらの報告の中には，（抑制性を含む）サイトカインを産生することなどにより，他の細胞に影響を与えている調節性 T 細胞の存在を強く示唆する実験例も含まれており，このような調節性細胞が産生した抑制性のサイトカインが，炎症を非特異的に抑制するであろうという概念を支持している．自己免疫疾患の治療への応用を考えた場合には，このような基礎データは非常に重要である．自己免疫疾患の動物モデル系においては，発症の原因となる（発症誘導できる）抗原がほぼ特定されている．これに対してヒトの自己免疫疾患においては，炎症部位に存在する抗体や T 細胞の反応性を調べた結果，その反応する対象としてさまざまな自己成分が有力な候補とされているが，1種類の抗原に完全に特定されていないのが現状である．しかしながら上記の概念によると，炎症部に存在する代表的な1種類の自己成分を経口投与することにより，その自己成分を認識すると抑制性のサイトカインを産生する調節性細胞を誘導することができる．誘導された調節性細胞は経口投与したのと同一の自己成分が存在する炎症局所において抑制性のサイトカインを産生して，炎症を抑制してくれることになる．したがってこのような概念の元で臨床応用を進めていく上で，上記のような基礎データは非常に大きな意味をもつのである．

実際に発症誘発抗原と経口投与抗原が異なっていても，発症を抑制することができた例が動物実験において確認されている．マウスにプロテオリピッドタンパク（PLP）を免疫することによって誘導される実験的自己免疫性脳脊髄炎の系で，PLP とは異なるタンパクであるミエリン塩基性タンパク(MBP)を経口投与することにより発症を抑制できるという報告がある．また同様に，結核菌の菌体を含むアジュバントをラットに免疫することにより誘導できるアジュバント関節炎の系で，II型コラーゲンを経口投与することにより発症を抑制できるという報告もある．他にもプリスタン誘導性関節炎や抗原誘導性関節炎などにおいても，

関節炎の誘導物質(おのおのプリスタン,メチル化アルブミン)とは全く異なる物質であるⅡ型コラーゲンを経口投与することにより抑制できることが報告されている.

ヒトでの研究

これらの動物モデル系での有効例をもとに,自己免疫疾患患者の治療を目指した臨床試験が多発性硬化症,慢性関節リウマチ,ブドウ膜炎などの疾患において始まっている.臨床試験の結果としては,試験対象のすべての患者において有効であるという報告は今のところないようである.治療効果としては,偽薬投与群と比較するとやや改善されている傾向があるものの,有意差は観察されないという結果が多いようである.ただし,治療薬投与群の中には改善する患者もかなり多く存在し,また通常の治療では見られないほどの改善傾向を示す患者もいるとの報告がある.これらのことから,経口免疫寛容を利用した治療法が非常に有効である患者群とあまり有効でない患者群が存在することも考えられる.今後はそれらの適応対象とするべき患者群はどのような視点から選別すればよいのかを探究する研究が行われていくのではないかと思われる.また,経口免疫寛容の特徴である安全性について非常によい成績が得られていることは,他の治療法における副作用の可能性を考慮すると特に注目しておくべきことである.

経口免疫寛容の誘導には,投与量,投与間隔,腸内細菌叢を含めた体調・体質,抗原の性状など多くの要素が影響を与えるといわれており,患者への臨床応用にはさらなる投与方法の工夫,改善が求められる.地道ではあるが,より一層その方面での基礎研究の発展が望まれる. 〔松本貴之〕

4.2 腸内細菌と免疫

別項(2.7節)の腸内細菌と腸管免疫系の生成の項で詳しく述べられているように,腸内細菌は腸管免疫系の発達に深く関係しており,腸内細菌をもたない無菌マウスではバイエル板の縮小や小腸上皮細胞のMHCクラスⅡ分子の発現低下等が認められる.したがって,腸内細菌が宿主の粘膜免疫応答に影響を与えうることは十分に予想される.

経口免疫寛容

実際，前節 (4.1節) で紹介された代表的な粘膜免疫応答の1つである経口免疫寛容の成立に腸内細菌の存在が重要な役割を果たすことが，近年詳しく報告されている (Sudo et al., 1997)．それによると腸内細菌をもたない無菌マウスでは経口免疫寛容が誘導されず，食物抗原に対する血清IgE抗体価が上昇したのに対し，*Bifidobacterium infantis* を出生時に定着させたマウスでは経口免疫寛容が誘導されて食物抗原に対する血清IgE抗体価は著しく抑制された．さらに興味深いことに本菌の定着を遅らせて5週齢の時点で行ったマウス，および同じグラム陽性菌でも *Clostridium perfringens* を出生時に定着させたマウスではこのような寛容の成立が認められなかった．すなわち，腸内菌叢の成立時期と誘導される菌叢パターンが経口免疫寛容の成立に重要なのである．

乳児の腸内菌叢は1970年代半ばの報告では *B. infantis* が最優勢菌であったが，1980年代半ばの報告では *B. breve* が最優勢菌となっており，*B. infantis* は検出されていない (Benno et al., 1984)．さらにごく最近の報告によると，特にアレルギー症状を有する乳児では *B. adolescentis* が最優勢のビフィズス菌になっていることが明らかにされている (He et al., 2001)．おそらく食生活を中心としたライフスタイルの変化が乳児に定着するこうしたビフィズス菌の菌種の変化をもたらしていると考えられ，それが最終的には現代のアレルギー疾患増大の一因になっているものと推定される．

自己免疫疾患

これまで述べた経口免疫寛容では，菌種にもよるが基本的には腸内細菌の存在が必須と考えられている．これに対して，いくつかの自己免疫疾患では腸内細菌の存在が生体に過剰な免疫応答を引き起こす悪化要因であることが明らかになっている．たとえば，近年わが国でも激増しているクローン病や潰瘍性大腸炎といった炎症性腸疾患の患者では，炎症部の腸粘膜リンパ細胞が自己の有する腸内細菌に対して著しい増殖応答を示すことが報告されている (Duchmann et al., 1995)．また，これらの患者の腸粘液中には非病原性の腸内細菌に対するIgG抗体価の上昇も認められている (Macpherson et al., 1996)．実際，大腸炎モデルマウスの多くは無菌環境下で飼育されると大腸炎の発症が抑制されることから，こうした炎症性腸疾患の患者に対しては腸内細菌の除去が有効な治療法の1つとさ

れている．抗生物質の投与でクローン病の症状が改善した例もある．

プロバイオティクス

　以上のように腸内細菌は宿主の免疫応答に大きな影響を与えることから，逆にこの腸内細菌をうまく制御することによってアレルギーや自己免疫疾患を制御する方法が現在盛んに開発されている．腸内菌叢の改善効果を有する生菌，いわゆるプロバイオティクス (probiotics) がその代表例であり，すでに一部の乳酸菌や非病原性の大腸菌が臨床的に用いられ，アレルギー予防効果や炎症性腸疾患の改善効果が得られている (Kalliomaki et al., 2001；Rembacken et al., 1999)．さらにまだ動物実験の段階であるが，抗炎症性のサイトカインであるインターロイキン 10 を産生する遺伝子組み換え乳酸菌を経口投与することで大腸炎の発症が抑制されることも報告されている (Steidler et al., 2000)．

腸内細菌と MHC タイプ

　さらに最近になって腸内細菌と免疫の新たな関係が見出されている．すなわち，遺伝的背景が同じマウスに同一飼料を摂取させても，MHC が異なればマウスの腸内細菌のパターンが異なることがわかった (Toivanen et al., 2001)．これは従来いわれてきた食餌やストレスなどに加えて，MHC(おそらく本質的には T 細胞の抗原認識など，MHC の関与するさまざまな免疫応答)が腸内細菌のバランスを左右する因子であることを示唆している．この知見は免疫系の遺伝子を調べることで各人の腸管にどのような細菌が定着し，どのような腸の疾患になりやすいかを予測できる可能性も示しており，今後の研究の進展が注目される．

　その他，免疫細胞が細菌に特異的な菌体構造を認識する際に特異な受容体(Toll-like レセプター)が必要であることが近年明らかにされており，その腸管上皮細胞での発現も確認されている．しかし，現時点では Toll-like レセプターが腸内細菌の制御にどのように関与しているかは十分には解析されていない．今後の研究が待たれる．

〔髙橋　毅〕

文　献

1) Benno, Y. et al. (1984). Microbiol. Immunol., **28**(9):975.
2) Duchmann, R. et al. (1995). Clin. Exp. Immunol., **102**(3):448.
3) He, F. et al. (2001). FEMS Immunol. Med. Microbiol., **30**(1):43.

4) Kalliomaki, M. *et al.* (2001). *Lancet*, **357**(9262):1076.
5) Macpherson, A. *et al.* (1996). *Gut*, **38**(3):365.
6) Rembacken, B. J. *et al.* (1999). *Lancet*, **354**(9179):635.
7) Steidler, L. *et al.* (2000). *Science*, **289**(5483):1352.
8) Sudo, N. *et al.* (1997). *J. Immunol.*, **159**(4):1739.
9) Toivanen, P. *et al.* (2001). *Infect. Immun.*, **69**(4):2372.

4.3 プレバイオティクスとアレルギー

　腸内の特定細菌の増殖,あるいはその活性を高めることにより,宿主に有益な作用を与える難消化性オリゴ糖のような食品成分を,プレバイオティクスと呼ぶ.現在,開発・市販されているオリゴ糖を,製造法別で列記すると,転移酵素反応によるフラクトオリゴ糖,ガラクトオリゴ糖,ラクトスクロース,イソマルトオリゴ糖,分解酵素反応によるキシロオリゴ糖,化学的異性化反応によるラクツロース,植物からの抽出による大豆オリゴ糖,ラフィノースなどがある.

プレバイオティクスの作用機構

　これらのオリゴ糖は胃・小腸で消化吸収されることなく,腸内細菌の生息域である大腸に達し,その多くは糖質に対する栄養要求性が高いビフィズス菌によってエネルギー源として利用され,その増殖を誘導する.またその際に生成する酢酸などの有機酸は大腸内 pH を低下させ,これはバクテロイデスやクロストリディウムなどの有害細菌の増殖に対して抑制的に作用する.これに伴い,腸内細菌がつくる有害なアンモニアやフェノール・インドール類濃度が低下する.また有機酸は大腸の蠕動運動を亢進し,便通が促進されるほか,低 pH 下によってミネラル類が可溶化し,大腸でのその吸収が促進されるなどの生理的な効果がヒト臨床試験などで明らかとなっている.

　腸内細菌には日和見感染性をもつ細菌が少なくなく,腸内フローラの存在は宿主の感染防御機構である腸管免疫系の発達に深く関与する.そして免疫細胞が Toll-like レセプターを介してリポポリサッカライドやペプチドグリカン,細菌 DNA などの細菌成分を認識し,免疫応答する機構も明らかになってきた.腸内フローラの構成に影響を与えるオリゴ糖が I 型アレルギーの発症に関与するヘルパー T 細胞の応答や IgE 産生に対して抑制的に作用する例として,ラフィノースについて得られた知見を以下に示す(Nagura *et al*, 2002).

ラフィノース

　代表的な食品抗原である卵白アルブミンに特異的なヘルパーT細胞を高発現するトランスジェニックマウスに卵白アルブミンを食餌成分として与えると，抗原未感作ヘルパーT細胞が感作して，Th2細胞に分化し，インターロイキン(IL)-4などの抗体産生誘導性のサイトカインを分泌するようになり，その後，血中のイムノグロブリン(Ig)E濃度の上昇が観察される (Shida et al., 2000)．このマウスに5％ラフィノース添加飼料を与えた場合，コントロールのマウスと比較すると腸管膜リンパ節から採取したヘルパーT細胞のIL-4産生が半減し，さらに血中の総IgE濃度が有意に低下した(図4.4)．またBALB/c系マウスに5％ラフィノース添加食を与えると，小腸パイエル板細胞においてTh1細胞誘導活性を有するIL-12の産生が有意に増加した．このようにラフィノースには，腸管やその近傍の免疫器官において食品抗原に対するTh1型免疫応答を誘導，あるいはTh2型応答を抑制し，それらによりB細胞のIgE産生を低下させる作用がある

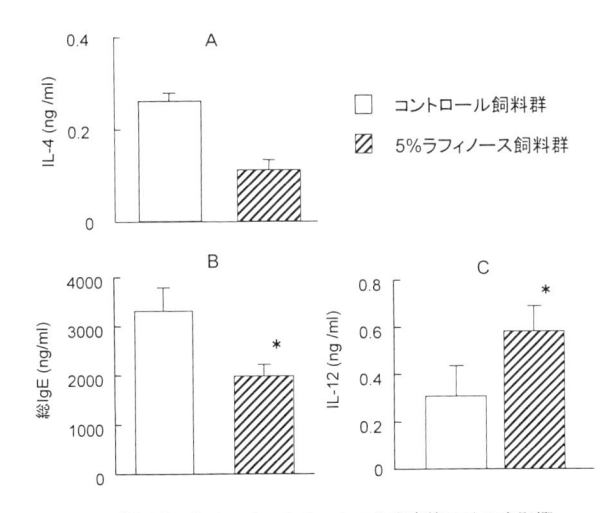

図4.4　ラフィノースのマウス免疫応答に及ぼす影響
A：卵白アルブミン投与1週目のトランスジェニックマウスの腸管膜リンパ節から調製したヘルパーT細胞を抗原刺激したときの培養中のIL-4濃度(各群のプール細胞を3連培養したときの平均値±標準誤差)
B：卵白アルブミン経口投与8週目のトランスジェニックマウスの血清中総IgE濃度(各群10匹の平均値±標準誤差)
C：BALB/cマウスのパイエル板細胞を刺激なしで培養したときのIL-12濃度(各群5匹の平均値±標準誤差)
*コントロール群に対して $p<0.05$ にて有意差あり．

こと示唆される．ラフィノースが示す抗アレルギー作用に対して，腸内フローラの関与は明らかでないが，その影響は大きいと思われる．どのような細菌種の変動が免疫応答に影響を与えるのか明らかにできれば，腸内フローラをプロ・プレバイオティクスでコントロールすることにより，食品アレルギーを予防するような応用も期待できる．

〔名倉泰三〕

文　献

1) Nagura, T. *et al.* (2002). *Br. J. Nutr.*, **88**(4):421.
2) Shida, K. *et al.* (2000). *J. Allergy Clin., Immunol.*, **105**(4):788.

4.4　プロバイオティクスとアレルギー

a. 乳酸菌

　一般に，プロバイオティクスとは「腸内フローラのバランスを改善することにより，宿主に有益な作用をもたらす生きた微生物」と定義される．ヒト腸管内には100種類，100兆個以上にもおよぶ細菌が生息し，腸内フローラを形成している．腸内フローラはホストの健康維持にきわめて重要であり，とりわけ免疫機能に与える影響は大きい．このため，プロバイオティクスに期待される作用として，免疫調節作用が注目を集めている．現在，プロバイオティクスとしての利用が最も有力視されているものはラクトバチルス菌やビフィズス菌などの乳酸菌である．

プロバイティクスの働き
　アレルギーの発症にはTh2細胞が重要な働きをしており，実際，アレルギー患者においてはTh2型免疫応答の亢進がしばしば認められる．このため，Th1型免疫応答を活性化してTh1/Th2細胞バランスを正常にもどすことでその改善が期待されている．
　胎児期および新生児期の免疫システムはTh2細胞に偏っており，生後発達に伴ってTh1/Th2細胞のバランスがとれたものへと移行していく．この免疫システムの発達には，細菌感染や正常な腸内フローラからの刺激が必須であると考えられている．近年の先進諸国におけるアレルギー罹患率の急激な増加には，衛生環境の改善に伴う感染症の減少や正常な腸内フローラの形成の遅れなどが影響している可能性が指摘されている．

　疫学調査　アレルギー児と非アレルギー児との間の腸内フローラの比較や，

アレルギーリスクの高い乳児集団における腸内フローラの前向き疫学調査が行われた (Bjorksten et al., 1999；Kalliomaki et al., 2001 a)．これらの研究から，アレルギー児あるいは後にアレルギーを発症する乳児の腸内フローラには，ビフィズス菌およびラクトバチルス菌が劣勢であったり，その定着が遅れたりする一方で，クロストリジウム菌が優勢であることが見出された．このことは，乳児期においてビフィズス菌やラクトバチルス菌などの乳酸菌が速やかに定着し，正常な腸内フローラが形成されることがアレルギーリスクの低減に寄与する可能性を示している．

臨床試験 ある種の乳酸菌にアレルギー抑制効果があることがヒト臨床試験においても確認されている (Kallimaki et al., 2001 b)．出産数週間前から母親に Lactobacillus GG (LGG) が与えられ，さらに出産後6カ月まで母乳保育児には母親に，また人工乳児には直接 LGG が与えられた．その結果，LGG 投与群で対照群に比べて2歳までにアトピー性皮膚炎の発症頻度が半減した．この研究は十分な被検者を対象として行われたもので，プロバイオティクス乳酸菌のアレルギー抑制効果を確認した重要なものである．LGG によるアレルギー抑制の作用機作については，腸管バリア機構の強化，抑制性サイトカインである IL-10 の産生増強，Th 1/Th 2 バランスの改善，経口免疫寛容の誘導強化などの可能性が推察されているが，その詳細については不明である．

細胞培養系 マウス脾臓細胞培養系を用いた試験において，ある種の乳酸菌にサイトカイン産生調節作用および IgE 産生抑制効果が明確に示されている (Shida et al., 1998)．乳酸菌の中にはホストの細胞性免疫能を活性化して抗腫瘍効果や感染防御効果を発揮するものが報告されているが，こうした乳酸菌には Th 1 型免疫応答の活性化を介して IgE 産生を抑制することが期待される．実際，抗原感作マウス脾臓細胞を同一抗原とともに培養する系に Lactobacillus casei strain Shirota (LcS) を添加した場合，IFN-γ 産生は増加し，IL-4 および IL-5 産生は低下して，IgE 産生が抑制されることが示された．このサイトカイン産生パターンの Th 1 細胞へのシフトは，本菌体の刺激によってマクロファージから産生された IL-12 の作用によることも証明されている．さらに，抗原未感作 T 細胞を用いた Th 1, Th 2 分化誘導試験において，LcS は未感作 T 細胞を Th 1 細胞へと分化誘導することが明確に示されている．これらの知見は乳酸菌によるアレルギー抑制の作用機作に関する重要な情報を提示するものと考えられる．

アレルギーモデル動物 LcSについては動物モデル系においてもその効果が確認されている．卵白アルブミン(OVA)特異的T細胞レセプタートランスジェニックマウスにOVA含有飼料を摂取させる食品アレルギーモデルにおいて，飼料摂取開始1，3および5日目にLcSを腹腔内投与することで，血中IL-12レベルが上昇し，脾臓中に出現するIL-4高産生性のTh2様細胞の出現が抑えられ，その後の血中OVA特異的IgEおよびIgG1応答が抑制されることが示された．さらに，抗体応答誘導後にOVAを静脈内投与することで誘導されるアナフィラキシー反応も，LcS投与によって抑制されることが明らかにされている．また，類似の作用が *L. plantarum* L-137にも認められている (Murosaki et al., 1998)．このように，ある種の乳酸菌には動物実験レベルでもアレルギー抑制作用が明確に示されている．

以上，プロバイオティクス乳酸菌は，細胞レベル，動物実験レベル，ヒト臨床試験，さらには疫学調査の結果からもアレルギー抑制に効果的であることが示されている．今後，免疫担当細胞による乳酸菌の認識，その後のシグナル伝達など，分子レベルでの作用機作の解明が進むものと期待される． 〔志田 寛〕

文 献

1) Bjorksten, B. *et al.* (1999). *Clin. Exp. Allergy,* **29**:342.
2) Kalliomaki, M. *et al.* (2001a). *J. Allergy Clin. Immunol.,* **107**:129.
3) Kalliomaki, M. *et al.* (2001b). *Lancet,* **357**:1076.
4) Murosaki, S. *et al.* (1998) *J. Allergy Clin. Immunol.,* **102**:57.
5) Shida, K. *et al.* (1998). *Int. Arch. Allergy Immunol.,* **115**:278.

b. 納 豆 菌

腸内環境を改善する目的で摂取されるプロバイオティクス (probiotics, 生菌剤)の菌種として，ビフィズス菌(*Bifidobacterium* spp.)や乳酸桿菌(*Lactobacillus* spp.)が多く利用されているが，腸球菌 (*Enterococcus* spp.)，バチルス属細菌 (*Bacillus* spp.) およびサッカロミセス属酵母 (*Saccharomyces* spp.) なども利用しうると考えられている (Goldin, 1998)．バチルス属の枯草菌 (*B. subtilis*) や，納豆の製造に利用され現在は枯草菌に分類される納豆菌 (*B. subtilis* (*natto*)) はグラム陽性の好気性有胞子桿菌であり，胆汁酸に対して耐性が低いが(Spinosa *et al.,* 2000)，酸素や活性酸素，酸，乾燥，温度変化などに対し耐性を示す点ではプロバイオティクスとして優れた性質 (Tuomola *et al.,* 2001) を備えているとい

える.

消化管への作用

　枯草菌および納豆菌のプロバイオティクスとしての効果は，腸管内細菌叢の変化(ビフィズス菌や乳酸桿菌の増加など)，下痢の改善，成長促進，糞便中腐敗物質の減少などが報告されている (Ozawa et al., 1981；Maruta et al., 1996 a, 1996 b；Hosoi et al., 1999；Terada et al., 1999). 実際，枯草菌や納豆菌を含有する整腸剤や動物飼料も国内外で市販されている. しかしながら，これらの効果の作用機序については明確になっていない. 高圧蒸気滅菌した納豆菌胞子の摂取時には腸管内細菌叢の変化がみられなかったことから (Hosoi et al., 1999)，ある種の効果を示すためには腸管内での胞子発芽や細胞の代謝活動が不可欠と予想される. またその活性を示す主要腸管部位としては，ヒトの場合，小腸上部と予想される. その理由として，枯草菌や納豆菌が微好気条件でも生育可能なこと，バチルス属細菌がイヌの小腸内容物や昆虫の腸管内で発芽する可能性があること (Hisanaga et al., 1978；Wilson and Benoit, 1990)，納豆菌摂取によるブタ腸管内細菌叢の変化が小腸上部（空腸）でみられた (Ozawa et al., 1981) ことが挙げられる. 乳酸桿菌の増加に関しては，納豆菌が産生するカタラーゼとズブチリシンが関与する可能性や，乳酸桿菌の菌株によりその作用機序が異なることが，in vitro での実験により報告されている (Hosoi et al., 2000). 摂取した枯草菌や納豆菌の腸管上皮細胞への定着性は弱いとされ，投与期間中には糞便より発芽可能な胞子を含む生菌が検出されるが，投与終了後には次第にその菌数が減少していく.

免疫系への作用

　経口摂取した枯草菌や納豆菌が腸管免疫系に与える影響に関しては，納豆菌が小腸上皮様 Caco-2 細胞からのインターロイキン 6 (IL-6) や IL-8 の産生を誘導することが確認されている (Hosoi et al.,印刷中). また納豆菌摂取が脾臓中の T および B 細胞の割合を増加させることも報告されている (Inooka et al., 1986). したがって，経口摂取した枯草菌や納豆菌は，パイエル板の M 細胞や小腸上皮細胞などを通じて，免疫システムに影響を与えていることが予想される. 枯草菌および納豆菌は，グラム陽性細菌でペプチドグリカンやリポテイコ酸，CpG DNA,

細菌鞭毛などを菌体成分として含むことから, 最近相次いで発見された Toll-like レセプター (Medzhitov, 2001) を介してそれらの免疫応答を誘導している可能性が高い.

アレルギーとの関連については, 同じグラム陽性細菌の乳酸桿菌が T 細胞に対して Th1 細胞の免疫応答を誘導し IFN-γ を産生させてアレルギー反応を抑制すること, 乳児期の乳酸桿菌摂取がアレルギー発症の抑制につながることが報告されている (Majamaa and Isolauri, 1997 ; Kaliomaki et al., 2001). しかしながら, 枯草菌や納豆菌が乳酸桿菌と同様の働きをもつかどうかは現時点では明らかになっていない. 枯草菌や納豆菌はタンパク質分解酵素であるズブチリシン (subtilisin) を産生するため, 発酵食品の納豆中では, 大豆のアレルゲンタンパク質 (Gly m Bd 28 K) が分解され (Bando et al., 1998), そのアレルゲン性は減少する.

その他の作用

枯草菌や納豆菌は, 血液凝固作用や骨代謝に関連するビタミン K_2 (メナキノン 7) (Yamaguchi et al., 1999, 2000) や, 血栓溶解活性やエラスターゼ活性を有する上述のズブチリシン (納豆菌に関しては別名ナットーキナーゼ) を産生する (Fayek and El-Sayed, 1980 ; Urano et al., 2001). 血栓溶解のメカニズムとして, ズブチリシンが直接フィブリンを分解することとプラスミノーゲン活性化因子インヒビター(PAI-1)を不活化することが考えられている. また納豆菌を利用して製造される納豆には大豆由来のイソフラボンが含まれ, この物質に, 血圧低下作用や, 骨粗鬆症, 心臓病, 乳癌および前立腺癌の発症を抑制する効果が認められている (Messina, 1999). したがって, 枯草菌や納豆菌, また食品としての納豆は, 優れたプロバイオティクスとして大きな可能性を秘めているといえる. 今後これらの摂取効果と利用に関してさらに詳細な検討が進むことを期待する.

〔細井知弘〕

主要文献

1) Bando, N. et al. (1998). *J. Nutr. Sci. Vitaminol.*, **44**(5):655.
2) Hosoi, T. et al. (1999). *Can. J. Microbiol.*, **45**(1):59.
3) Hosoi, T. et al. (2000). *Can. J. Microbiol.*, **46**(10):892.
4) Hosoi, T. et al. (in press). *Int. J. Food Microbiol.*
5) Inooka, S. et al. (1986). *Poult Sci.*, **65**(6):1217.

6) Maruta, K. et al. (1996a). *Anim. Sci. Technol.*, **67**(3):273.
7) Maruta, K. et al. (1996b). *Anim. Sci. Technol.*, **67**(5):403.
8) Medzhitov, R. (2001). *Nat. Rev. Immunol.*, **1**(2):135.
9) Terada, A. et al. (1999). *Jpn. J. Food Microbiol.*, **16**(4):221.

4.5 ペプチドによるアレルギーの抑制

T細胞は免疫系において中心的役割を果たす．I型アレルギーではTh2細胞がB細胞によるIgEの産生を誘導し，炎症反応を起こす肥満細胞や好酸球など炎症性細胞の活性化も誘導する．T細胞はT細胞抗原レセプター（TCR）を介してタンパク抗原のペプチド断片を主要組織適合抗原（MHC）分子との複合体として認識し，活性化される．アレルゲンタンパク上のT細胞に認識されるペプチド（T細胞エピトープ）を利用することで，アレルゲン特異的Th2細胞の応答を制御して，アレルギー反応を抑制しようとする試みがある．

T細胞エピトープによるアレルギーの治療

現在，アレルギーの唯一の免疫療法として減感作療法が行われている．これはアレルゲンタンパクを皮下注射することによりアレルゲン特異的Th2細胞の寛容を誘導し，アレルギー反応を低減化するものである．しかしアレルギー患者にアレルゲンタンパク全体を投与すると，アナフィラキシーが誘導される危険性が高い．アレルゲンタンパクのB細胞エピトープは肥満細胞上の高親和性IgE受容体（FcεRI）に結合しているアレルゲン特異的IgEと結合して，これを架橋する．その結果，肥満細胞は脱顆粒してヒスタミンなどの炎症性化学物質が放出され，アナフィラキシーが誘導される．そこでB細胞エピトープを含まないT細胞エピトープを免疫療法に用いれば，アナフィラキシーの発生を低く押さえられる．アナフィラキシーの危険性が低いと大量のペプチドを一度に投与できるので，短期間での治療効果が期待できる．米国では1996年にネコが原因の喘息患者を対象にネコアレルゲンFel d 1のT細胞エピトープが（Norman et al., 1996），1998年にはハチアレルギー患者を対象にハチ毒アレルゲンPLA2のT細胞エピトープが臨床試験され（Muller et al., 1998），皮下注射による安全性と有効性が確認された．一方でペプチド療法にも課題はある．MHC分子は多型を示し個人によってMHC分子の種類が異なるため，用いるべきT細胞エピトープも個人により異なる．この課題を克服するべく，アレルギー患者のMHC分子に認識されやすい

複数の T 細胞エピトープを混ぜた T 細胞エピトープカクテルを薬剤として用いる治療法が考案されている．また，複数の T 細胞エピトープを連結したハイブリッド・ペプチドも臨床試験に向けて研究が進んでいる（Hirahara et al., 2001）．

アナログペプチドによるアレルギーの抑制

T 細胞エピトープ上の TCR の認識に関わるアミノ酸部分を置換したアナログペプチドの中には，T 細胞の応答をさまざまに変化させるものがあり altered peptide ligand（APL）と総称される（図 4.5）．たとえば，ある抗原に特異的な単一の T 細胞集団（T 細胞クローン）に対して，サイトカイン産生は誘導するが増殖は誘導しなかったり，サイトカイン産生や増殖を誘導せずに T 細胞を不応答（アナジー）化する APL が存在する．このような APL は部分的アゴニストと呼ばれる．また，抗原特異的な T 細胞の増殖応答を抑制する APL も存在する．この APL はもとの T 細胞エピトープと共存したときに T 細胞エピトープに対する T 細胞の応答を阻害する活性をもち，薬理学におけるアンタゴニストの概念の類似性から TCR アンタゴニストと呼ばれている．APL の中でも特に TCR アンタ

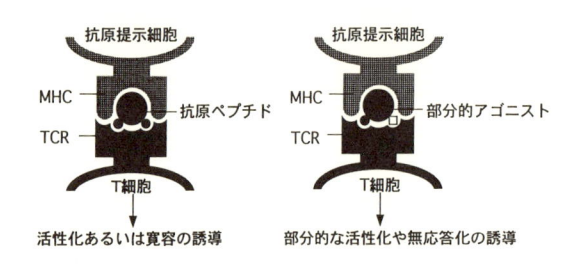

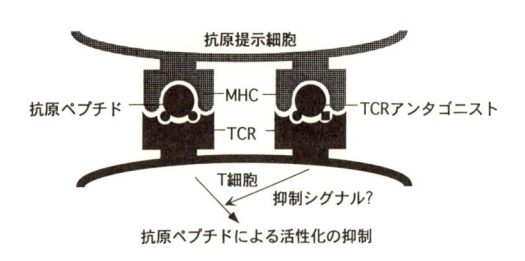

図 4.5 抗原ペプチドとそのアナログによる T 細胞応答の誘導

T 細胞は TCR を介して MHC クラス分子に提示された抗原ペプチド（T 細胞エピトープ）を認識する．アナログペプチドは T 細胞応答を部分的に活性化したり抑制したりできるが，その作用機構はまだ明らかになっていない．

ゴニストは，アレルギーなどの免疫疾患の予防や治療に利用できる可能性をもつ．異常なT細胞応答が起こす実験的アレルギー性脳脊髄炎の自己免疫疾患マウスモデルにおいて，TCRアンタゴニストはその発症を抑制することが示されている（Franco et al., 1994；Karin et al., 1994；Aharoni et al., 1999）．またTCRアンタゴニストはT細胞エピトープに対するT細胞応答だけでなくIgEの産生も抑制できることが，マウスの実験系で明らかになっている（Toda et al., 2000）．

T細胞エピトープやそのアナログをアレルギーの予防や治療に用いるには，アレルゲン上のT細胞エピトープの同定が必須である．ヒトゲノムの解析完了に伴い，将来的には個人のMHC分子に対応するアレルゲン上のT細胞エピトープやアナログの同定や設計が容易になるであろう．ペプチド療法の今後の発展を期待する．

〔戸田雅子〕

主要文献
1) Muller, U. *et al.* (1998). *J. Allergy. Clin. Immunol.*, **101**:747.
2) Norman, P.S. *et al.* (1996). *Am. J. Respir. Crit. Care. Med.*, **154**(6 Pt 1):1623.

4.6 ヌクレオチドによるアレルギーの抑制

免疫系が外来の抗原に過剰反応して自己組織を傷害することがあるが，これをアレルギーという．花粉症などのI型アレルギーの患者数は急増し，社会問題となっている．

ヘルパーT細胞にはTh1細胞とTh2細胞がある．Th1細胞は，インターフェロン-γ (IFN-γ)，インターロイキン-2 (IL-2) を産生し，B細胞のIgG2a産生を誘導する．一方，Th2細胞はIL-4を産生し，B細胞のIgE，IgG1産生を促す．これらのサイトカインが相互に作用して，Th1細胞とTh2細胞のバランスが均衡し免疫系が正常に保たれる．このバランスがTh2細胞優位になるとI型アレルギーが発症しやすくなる．また，腸管免疫系（特にIgA）もアレルギーの発症に関与する．腸管は常に外来の抗原に曝されている．腸管中のIgAは，外来の抗原の生体内への侵入を防ぐことで，アレルギーの発症を抑制する．

ヌクレオチド

ヌクレオチドや核酸は生体内で合成されるため，成人には必須でない．しかし，感染症や成長著しい新生児など生体がストレス下にある場合，ヌクレオチドは生

体内の合成だけでは必要量に満たない．実際，母乳はヌクレオチドや核酸を多く含み，乳児の必要量を満たす．ヌクレオチドや核酸の生理作用には，免疫賦活作用，感染防御効果，腸管上皮の活性促進などがある．免疫賦活作用に関して，ヌクレオチドや核酸はヘルパー T 細胞の活性を高める．また，ヌクレオチドは腸管上皮の活性の促進を通して，腸管免疫系にも影響を与えると考えられる．ここでは，Th 1/Th 2 バランスおよび腸管免疫系の観点からヌクレオチドがアレルギーに与える影響を述べる．

Th 1/Th 2 バランス調整

生体内の Th 1/Th 2 バランスが Th 2 細胞優位になると，IgE 産生が誘導される．アレルギーの発症には抗原特異的な IgE が関与する．アジュバント（水酸化アルミニウム）とともにオボアルブミン（OVA）を 3 週齢の BALB/c マウスに腹腔投与すると OVA 特異的な IgE が誘導される．この実験系でヌクレオチドを投与すると，血中の OVA 特異的 IgE が有意に低下した(図 4.6) (Nagafuchi et al., 2000 a)．

アジュバントは人為的に免疫応答を活性化するが，食品アレルギーはアジュバントなしで食物抗原を摂取した場合に誘発される．そこで，食品アレルギーに近い実験系として，OVA 特異的な T 細胞レセプター(TCR)遺伝子を導入したトランスジェニック(OVA-TCR Tg)マウスを用いて，ヌクレオチドが Th 1/Th 2 バランスに与える影響を検討した．血中の OVA 特異的な抗体(IgE, IgG 1, IgG 2 a)と OVA 刺激下の脾臓細胞のサイトカイン (IFN-γ，IL-4) 産生を ELISA で調べた．2% OVA 水溶液投与下で 3 週齢の OVA-TCR Tg マウスにヌクレオチドを

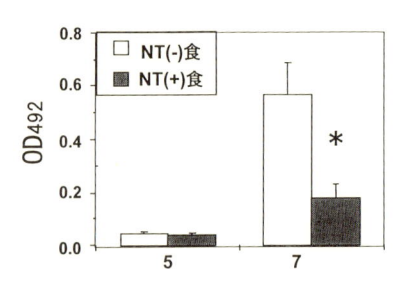

図 4.6 ヌクレオチドの経口摂取が，Alum とともに OVA を免疫した BALB/c マウスの血清中の OVA 特異的な IgE 抗体に与える影響
*$p<0.05$

投与すると，血中の OVA 特異的 IgE と IgG1 が低下し，IgG2a が上昇する傾向が見られた．また，ヌクレオチドは IL-4 産生を抑制し，IFN-γ 産生を有意に促進した．IL-12 は Th1 細胞への分化を誘導するが，ヌクレオチドの摂取は脾臓細胞や腹腔マクロファージの IL-12 産生を有意に促進した (Nagafuchi et al., 2000a)．

したがって，ヌクレオチドの摂取は，IL-12 産生の上昇を通して Th1/Th2 バランスを Th1 細胞優位にすることが示された．

IgA 産生への影響

腸管上皮には腸管上皮間リンパ球 (IEL) というリンパ球が存在する．IEL には TCR$\gamma\delta$ 陽性 T 細胞が多く存在する．この IEL と腸管上皮細胞は相互に増殖や分化を制御する．上皮細胞が産生する IL-7 は IEL の TCR$\gamma\delta$ 陽性 T 細胞の発達を促す．ヌクレオチドは腸管上皮細胞の消化酵素の産生を高めることから，ヌクレオチドが上皮細胞の活性促進を通して腸管の IEL に影響を与える可能性がある．そこで，ヌクレオチドが腸管の IEL や上皮細胞に与える影響を調べた．その結果，ヌクレオチドを 3 週齢の BALB/c (Nagafuchi et al., 2000b) または OVA-TCR T$_g$ マウスに投与すると，IEL の TCR$\gamma\delta$ 陽性 T 細胞の比率，上皮細胞の IL-7 と TGF-β 産生が有意に上昇した．

腸管免疫系の IgA 抗体はアレルギーの抑制に重要である．TCR$\gamma\delta$ 陽性 T 細胞の生理機能として IgA 産生の促進が報告されている．また，上皮細胞が産生する TGF-β は IgA のクラススイッチを誘導する．そこで，2% OVA 水溶液の投与下でヌクレオチドを 3 週齢の OVA-TCR Tg マウスに投与し，糞中の OVA 特異的 IgA を測定した．その結果，ヌクレオチドは 8 週齢で OVA 特異的 IgA 産生を有意に促進した．

以上より，ヌクレオチドは，腸管上皮細胞の IL-7 産生の促進により IEL の TCR$\gamma\delta$ 陽性 T 細胞の割合を高くすると考えられた．また，ヌクレオチドは，TCR$\gamma\delta$ 陽性 T 細胞の割合や TGF-β 産生の上昇を通して IgA 産生を促進する可能性が示唆された．

以上より，成長期のヌクレオチド摂取は，Th1/Th2 バランスを Th1 細胞優位にし，腸管の IgA 産生を促進することで，アレルギーの発症を抑制することが示された．したがって，ヌクレオチドのコナミルクへの添加は，乳児のアレルギーの予防に貢献すると考えられる．

〔永渕真也〕

文　献

1) Nagafuchi *et al.* (2000a). *Int. Arch. Allergy Immunol.*, **122**(5):33.
2) Nagafuchi *et al.* (2000b). *Biosci. Biotechnol. Biochem.*, **64**(7):1459.

4.7　食品による免疫修飾(1)―海藻

海藻は，長い間日本人の食生活に深く浸透し，民間伝承薬としても利用されてきた．また，食物繊維を 15～40％と豊富に含み，食物繊維の宝庫としてもその有用性は高く，寒天やカラギーナン，アルギン酸など食品素材として利用されている．ここでは，海藻から得られたマクロファージ活性化作用をもつ多糖について紹介する．

海藻の活性

マクロファージ系の細胞は，自然免疫による初期の防御機構で重要な役割を担うとともに，適応免疫応答成立の段階でリンパ球系への抗原呈示，活性化因子の分泌を行い，さらに免疫成立後には感作されたリンパ球と協同して異物の処理に当たる．このように，マクロファージは腫瘍や感染症などに対する生体の防御機構において初期の段階から長期に亘って重要な役割を果たすことから，この細胞に着目して活性化成分の検索を行った．

活性画分の性質

海藻の水溶性高分子画分の中からマウスの異物貪食能を指標に検索したところ，スサビノリ (*Porphyra yezoensis*) と，オゴノリ (*Gracilaria verrucosa*) に活性を見出した．これらの海藻はいずれも紅藻類に含まれ，活性成分の本体は，アガロースを基本骨格とする硫酸化多糖であった．スサビノリは日本人の食生活にはなくてはならない海苔の1品種であり，その硫酸化多糖はポルフィランと呼ばれている．よく知られているアサクサノリ (*Porphyra tenera*) にも同様の成分が含まれ，活性も確認された．また，オゴノリは刺身のツマとして利用されているほか，寒天の主原料となっている．寒天の製造では，オゴノリをアルカリ処理することで多糖中のL-ガラクトース-6-硫酸 (L-Gal-S) を3,6-アンヒドロ-L-ガラクトースに変換し，アガロースとして抽出している．

これらの多糖の活性について，マウスの誘導型腹腔マクロファージを用いて *in*

*vitro*で試験したところ，グルコースの代謝や亜硝酸イオン，インターロイキン-1，腫瘍壊死因子（TNF-α）の産生を高める作用が認められ，それらの作用は多糖中の硫酸基含量と何らかの関連のあることが示唆された．

これらの多糖は高粘性で食品素材としての汎用性に欠けるため，オゴノリを対象に酵素分解することを試みた．β-アガラーゼI様の活性をもつ酵素で多糖を分解したところ，活性を維持したまま，粘性を下げることができた．さらにマウスへの経口投与試験によって，腹腔や脾臓のマクロファージの貪食能や活性酸素の産生能を高める作用が確認されたことから，この酵素分解物は生体の防御力を高める食品素材として利用できると考えている．

活性発見のための構造

最後に，活性発現に必要な基本構造について，酵素分解物に含まれるオリゴ糖成分を用いて検討した結果について述べたい．分解に用いたβ-アガラーゼI様の酵素は，アガロース骨格をネオアガロテトラオース単位で分解し，L-Gal-Sの還元末端側近傍は分解できないことから，非還元末端にL-Gal-Sをもつ特徴的な硫酸化オリゴ糖を産生する．イオン交換樹脂を用いてオリゴ糖画分を分画し，その*in vitro*の活性と含まれるオリゴ糖の構造を推定した．硫酸基を含まない中性糖画分と1分子中に硫酸基が1つの酸性糖1画分に活性は認められず，1分子中に2つ以上の硫酸基を含む酸性糖2画分に強い活性が認められた（図4.7）．これらの活性の有無は*in vivo*でも同様のであり，非還元末端にL-Gal-Sが，還元末端側

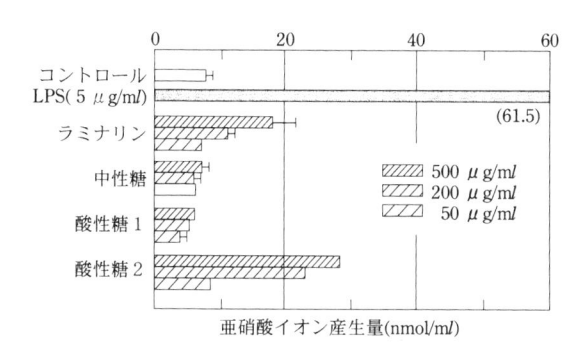

図4.7 オゴノリ多糖由来オリゴ糖の*in vitro*マクロファージ活性化作用

プロテオースペプトンを腹腔内投与してから3日後のマウスから回収した腹腔滲出細胞を，96穴プレートに4×10^5/ウェル分注して培養し，付着細胞としてマクロファージの単層を得た．試料を添加して72時間培養後，培養上清中の亜硝酸イオン濃度を測定した．結果は3ウェルの平均値±標準偏差で示した．

にネオアガロテトラオース残基が存在することが活性発現に重要な因子ではないかと推察された．

以上のように，紅藻に含まれるアガロースを主骨格とした硫酸化多糖は生体防御力を高める食品として期待された．この作用は，同じ紅藻由来の硫酸化多糖であるカラギーナン系の多糖とは異なる物であった点も興味深い． 〔吉澤康子〕

4.8 食品による免疫修飾(2)—免疫ミルク

哺乳類が最初に口にする食品である乳には，栄養素はもちろんさまざまな生理活性物質が含まれている．中でも抗体は，免疫系の発達が未熟な乳幼児の感染防御において重要な役割を果たしているといわれている．抗体などの免疫活性物質を外から与えることで，免疫を獲得させる方法を受動免疫と呼び，自然界において古くから営まれてきた母から子への哺乳は，まさにこの受動免疫の代表例ということができる．この哺乳，すなわち受動免疫を応用したのが免疫ミルクである．

免疫ミルクの歴史

通常，乳中には母親のさまざまな微生物に対する感染履歴を反映した自然感作による抗体が含まれており，特に初乳においてその濃度は高い．そのため初乳の感染防御効果に関する研究がなされ，健康食品や動物用飼料として実用化されている．しかしながら，自然感作の場合，その抗体の特異性および抗体価は個体ごとで異なり，感染防御効果も顕著とはいえないことから応用の範囲は限られていた．そこでさらに一歩進めて，ある特定の抗原を母親に免疫することで，その抗原に対する抗体価を高めたミルク，すなわち免疫ミルクを作製しようという試みがなされてきた．

免疫ミルクに関する研究は古く，1950年代には，米国においてPetersenらが，いくつかの連鎖球菌の混合死菌体をウシの乳房に注射することによって得られる牛乳をヒトに長期間摂取させた結果，リウマチ症状の軽減に効果があったことを報告している．しかし，彼らの研究は対照群を設定していないなど不十分な点があったため，その効果を疑問視する研究者も多く，あまり注目されなかった．その後，Hilpertら(1977)による病原性大腸菌を免疫したウシの初乳より分離調整したホエータンパク質の乳児腸炎の症状改善効果に関する報告，また海老名ら(1985)によるヒトロタウイルスをウシに免疫して得た初乳の脱脂乳の乳児におけ

る下痢発症予防効果の報告があるが，これらの研究においては，いずれも抗体濃度の高い初乳を用いた研究であったため，汎用性の問題があり，実用化されていない．そのような中，米国スターリ社は，人間の腸管に定着あるいは通過して感染症を起こしうる26種類の微生物の死菌体抗原を持続的に免疫することで初乳のみならず常乳においても抗体価の高いかつ安定した免疫ミルクを得ることに成功し，商品化するに至った．

免疫ミルクの利用

この"免疫ミルク"に関しては，米国で30年にもわたる試飲試験が行われ，安全性の確認と慢性関節リウマチにおける関節疼痛の軽減の報告がなされている(Beck and Zimmerman, 1989)．また，その他にも高コレステロール症患者におけるコレステロール値降下作用 (Golay et al., 1990)，血圧降下作用 (Sharpe et al., 1994)が報告されている．これらの報告は，ヒトでの臨床効果を報告したものではあったが，免疫ミルクに含まれる抗体の作用ではこれらの効果を明確には説明できず，作用物質が何か，また作用メカニズムについては不明であった．それに対し，筆者を含む日本の研究者によって，1989年から1992年にかけて行われた研究では，いずれも動物試験ではあるが，免疫ミルクに含まれる抗体の直接作用あるいは間接作用で説明可能な効果が認められている．

免疫ミルクの効果

筆者ら (1991) は，マウスへの骨髄障害量のX線照射による内因性感染モデルを用いて，また，野本ら (1992) は，抗癌剤である5-FU投与による内因性感染モデルを用いて，免疫ミルクの投与による延命効果を認めている．X線照射時および5-FU投与時とも腸管に内在する大腸菌の増殖，全身への移行が認められ，それが直接の死因になっていることから，免疫ミルクに含まれる大腸菌と反応する抗体が，菌の増殖，全身への移行を阻止した結果，延命効果を発揮したと考えられた．石田ら (1992) は，マウスに長期間免疫ミルクを投与し，腸管内における腸内細菌群数の低下およびこれらの菌に対する血中抗体の低下を認め，また加齢時に認められるsingle-stranded DNAに対する自己抗体発現の抑制，加齢による免疫機能低下の抑制を認めている．また，室崎ら (1991) は，自己免疫疾患自然発症マウスに免疫ミルクを長期間投与した結果，single-stranded DNAに対す

る自己抗体発現の抑制，タンパク尿の出現の遅延，生存期間の延長を認めている．加齢時の免疫機能の低下や自己免疫疾患マウスにおける症状の発現には，腸内細菌の関与が考えられており，免疫ミルクに高濃度に含まれる特異抗体が腸内細菌に影響を及ぼし，上記結果につながったと考えられた．

このようなデータをもとに，日本でも約6年前より，この"免疫ミルク"はスターリミルクの名で市販されている．リウマチ患者，アレルギー患者，さらには高齢者を対象とした飲用試験が行われ，臨床データが積まれつつある．ヒトでの有用性の確認，抗体以外の作用物質の探求，詳細なメカニズムの解明などについて，今後，さらなる研究が期待される．

健康意識の高揚とともに，近年，食品の生体調節機能が注目されている．特に高齢化，ストレスといった問題を抱える現代では，免疫機能の低下をいかに防止するかが生き生きとした人生をおくるうえで重要であり，それゆえ免疫機能の修飾，維持に係わる食品への期待が高まっている．免疫ミルクは何も目新しいものではなく，その発想の基本は，自然の営みである哺乳，受動免疫にある．免疫ミルクは，限りなく食品に近く，医薬品のような副作用の心配もない．免疫ミルクは現代人，高齢者にとってのまさに"母乳"として，免疫を修飾し，免疫機能の低下防止に役立つ食品になりうる可能性をひめていると考えられる．

〔小林敏也〕

4.9 食品による免疫修飾(3)—酵母細胞壁

酵母はビールなどのアルコール発酵用酵母，パン酵母，各種酵素やビタミンなどの供給源といった食品素材として欠かすことのできない生物であるとともに，その取り扱いやすさから遺伝学・生化学の基礎研究用素材としても重要な役割を果たしている．中でもビール酵母は医薬品や健康食品として幅広く親しまれ，またビール酵母エキスと呼ばれる細胞質画分は核酸やアミノ酸を多く含み，調味料原料になるなど用途は幅広い．一方，細胞壁画分は畜産用・水産用飼料添加物程度の利用であるのが現状である．

酵母細胞壁の活性成分

酵母細胞壁の成分は約80％は多糖であり，この粗画分はザイモサンと呼ばれる．このザイモサンは植物の細胞壁と同様に骨格物質と間質物質からなる．前者

は主としてグルカンやキチンであり，後者は主としてマンナン-タンパク質複合体である．

このザイモサンにマクロファージ貪食作用上昇などの効果がBenacerrafら(1957)により発見された．後にRiggiら(1961)によりその活性成分がβ-グルカンであることが明らかになり，1960年代後半から1970年代にかけて癌細胞に対する増殖抑制効果に関して医薬の分野で多数研究された．これらの活性は生体への腹腔内投与や静脈内投与，もしくは*in vitro*での効果がほとんどで，難消化性・不溶性であるβ-グルカンを経口投与することによる医薬品としての抗癌作用はそれほど強くなくあまり研究されていない．

しかし現在，食品の保健機能効果の関心が高まり，酵母細胞壁に便通改善効果，腸内細菌叢改善効果，コレステロール低減効果など食物繊維としてのさまざまな薬理効果が見出されてきた．ここではさらに新たな酵母細胞壁の機能として免疫応答，主としてアレルギー抑制効果について述べる．

アレルギーの修飾

アレルギーの代表的な疾患であるアトピー性皮膚炎は掻痒症，浮腫，腫瘍形成，皮膚の乾燥・肥厚などを特徴とする慢性難治性皮膚疾患であり，その発症メカニズムはまだ解明されていない．そのアトピー性皮膚炎様の症状を自然発症するマウスであるNC/Ngaマウスが近年開発・報告された（松田ら，1997）．このNC/Ngaマウスに酵母細胞壁を混餌で投与したところ，酵母細胞壁を含まない飼料を投与したマウスに比べ，血中総IgE濃度の上昇を抑制し臨床症状（出血，糜爛，浮腫，変形など）悪化を抑制した（図4.8）．

またアトピー性皮膚炎は液性免疫の代表因子であるIgE産生を促進するTh2細胞が関与するI型アレルギーと細胞性免疫のTh1細胞が関与するIV型アレルギーの複合疾患といわれている．そのIV型アレルギーの代表疾患である遅延型過敏症に対してもこの酵母細胞壁を摂取することで抑制効果が認められた．

この酵母細胞壁と，原料である酵母自身で効果を同量で比較したところ，酵母自身にも同様の抗アレルギー効果は見られたが酵母細胞壁ほどの効果には至らなかった．さらにNC/Ngaマウスによるクロスオーバー実験を実施したところ，酵母細胞壁にアトピー悪化抑制効果，効果の持続性が認められた．そのためすでにアトピー性皮膚炎を発症した患者にも有効である可能性がある．また，このよう

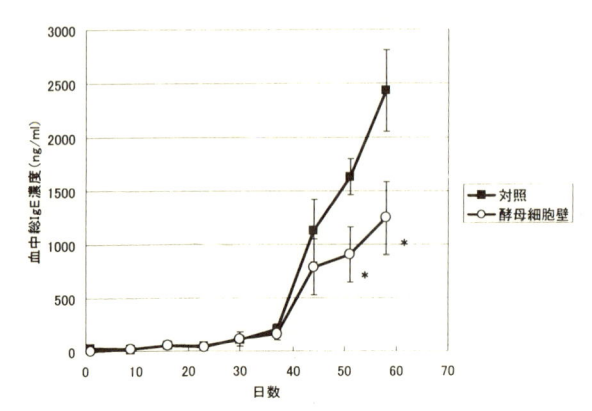

図 4.8 酵母細胞壁の NC/Nga マウスに対する抗アトピー性皮膚炎効果（血中総 IgE 濃度）

な抗アレルギー効果は抗原特異的であり，かつ IgE, IgG 1 といったアレルギーに関与する抗体だけを抑制し，IgG 2 a といった免疫賦活に関与する抗体は抑制しないため，この効果は「免疫抑制」ではなく「免疫調節」であることが推察できる．

酵母細胞壁はほとんどが難消化性の成分であるが，腸内細菌叢を改善することからもわかるように腸内細菌に利用される，もしくは作用する可能性があり，腸管免疫にも何らかの影響を与えると思われる．また酵母細胞壁は単一の成分ではなく，グルカン，マンナンなどさまざまな成分が複合的に作用して免疫を調節していることが考えられる．

免疫は生体でのさまざまな要因のバランスが重要であり，アレルギーに関与する Th 2 細胞などを阻害すればよいというものではない．Th 1 ＞ Th 2 が極端であると遅延型過敏症や自己免疫疾患などの危険性がある．その点，この酵母細胞壁は食品として経口摂取することで免疫調節剤（生物応答修飾剤 biological response modifiers；BRM）のように極端にアレルギーを抑制するのではなく，恒常的な状態に生体の免疫応答バランスを整える効果があると考える．このように酵母細胞壁は，微生物そのものではなく，その 1 成分という観点からプロバイオティクスもしくはプレバイオティクスとは若干異なる新たな分野の免疫調節食品として期待できる．　　　　　　　　　　　　　　　　　　　　　　　　〔若林英行〕

4.10　食品による免疫修飾(4)―多糖類その他

われわれが日常的に摂取している食品中の栄養成分の増減により生体の免疫機

能は大きな影響を受けている．たとえば低タンパク質状態やビタミン，ミネラル欠乏状態は免疫機能を低下させ，これに起因した感染症などを引き起こす．高齢者にビタミンEを4カ月間補給するという介入試験において (Meydani et al., 1994)，特異抗体産生能などの免疫機能の改善が観察されている．また，亜鉛欠乏の場合にも免疫機能は低下し，先天的に亜鉛の吸収不全の特徴をもつ腸性肢端皮膚炎の患者において，T細胞の分化障害や遅延性皮膚過敏反応の低下などが報告されている．

他方，食品由来の物質の中には直接的な生体調節因子として，免疫学的な生物活性をもつ物質，すなわち免疫修飾物質が存在することが知られている．代表的な免疫修飾物質としては乳タンパク質由来ペプチド，リン脂質，担子菌由来の糖タンパク質などがあげられる．その他にも $\gamma\delta$T細胞のリガンドとなると考えられている茶やリンゴなど由来のアルキルアミン類 (Bukowski et al., 1999) や，IgE産生を抑制することが示唆されている茶に含まれるポリフェノールの一種であるストリクチニン (Tachibana et al., 2000) などの物質についても研究が進められている．

ここではよく研究されている免疫修飾物質である β-グルカン，キチン・キトサンなどの多糖類について取り上げ，その効果や作用機序を中心に論じる．

β-グルカン

食品中の免疫修飾物質の代表的なものとして，免疫賦活作用や抗腫瘍活性を有すると考えられている β-グルカン類があげられる．β-グルカンはグルコースのみからなる多糖類で酵母や担子菌やある種の穀類の細胞壁の主要な構成成分である．グルカンとはその構成糖がグルコースのみからなる多糖体を意味し，β-はグルコースが β-結合をしていることを意味する．多糖の結合様式としてはそのほかに α-結合も知られ，たとえば，1位と6位で α-結合を繰り返す多糖体は α-1, 6-グルカンと称される．一般的にデンプンは α-1, 4-グルカン，セルロースは β-1, 4-グルカンの構造をもつ．しかしこの2つの性質は異なり，デンプンは加熱処理により可溶化するが，セルロースは熱処理をしても不溶のままである．同じ糖で構成されているにもかかわらず全く異なった物質になり，その性質は結合様式に依存する．同様にその免疫賦活作用や抗腫瘍活性もその結合形式，特に直鎖に対する側鎖結合に依存すると考えられている．シイタケ由来の免疫活性化剤レンチ

ナンは β-1, 3 結合を直鎖とし, 5 個のグルコース直鎖結合に対し 2 個の β-1, 6 結合からなる側鎖結合をもち, この構造を除去した場合免疫賦活作用が認められないことも明らかとなっている.

β-グルカンは in vivo および in vitro でマクロファージの貪食能やサイトカインの産生能を増強し, さらに好中球, NK 細胞, T 細胞, B 細胞などの細胞に対しても働くことが知られている. それらの細胞膜上には β-グルカン特異的なレセプターの存在が同定されており (Czop et al., 1985), レセプターを介してさまざまな免疫賦活作用を直接的に誘導していると考えられている.

キチン, キトサン

キチンおよびキトサンは一般に甲殻類の殻を原料としてつくられる酸可溶性の多糖類で, キチンは β 1, 4 結合をもつ N-アセチルグルコサミンの重合体, キトサンはキチンを強アルカリ等で処理して得られる β-1, 4 結合をもつグルコサミンの重合体である. キチン誘導体を使用した in vitro での観察において, マクロファージの IL-1 および TNF-α といったサイトカイン産生能を増強することが知られているが, マウス脾臓リンパ球に直接作用しての IL-2 の産生増強は確認されていない. このことからキチン類はマクロファージ活性化を通して T 細胞などの免疫応答を誘導していると考えられている. Lim ら (Lim et al., 1997) はキトサンを含む数種の食物繊維をラットに投与して各種免疫機能に対する影響を検討しており, キトサンの投与ではセルロースに比較して血清中の IgE 抗体価の低下および腸間膜リンパ球の IgA, IgG 産生が上昇することを観察している.

また, Shibata ら (Shibata et al., 2000) は, 1～10 μm のキチン粒を実験的アレルギーモデルマウスに経口投与して, IFN-γ などの Th 1 細胞型サイトカインの上昇, IL-4 などの Th 2 細胞型サイトカインおよび血中の IgE 抗体の減少を報告している. さらに, 一連の実験 (Shibata et al., 1997) において, キチン粒がマクロファージにより貪食されることで活性化を誘導していること, さらにキチン粒による免疫活性化はマクロファージが貪食できるサイズであることが重要である可能性などを提示している.

これらの他にも, 免疫修飾物質はわれわれが日常的に摂取している食品中にも数多く存在していると予想される. しかし, その研究はいまだ発展途上であり活

性化に至るまでの機構や消化管内および体内での動態など未解明の部分も多い．これらの免疫修飾物質を有効に活用していくためにも，まず免疫機能に与える影響を正しく評価することが必須であり，今後更なる研究を進めていくことで新しい機能性食品の開発が可能になると考えられる． 〔日比壮信〕

文献

1) Bukowski, J. F. et al. (1999). *Immunity.*, **11**:57.
2) Czop, J. K. et al. (1985). *J. Immunol.*, **134**:2588.
3) Lim, B. O. et al. (1997). *J. Nutr.*, **127**:663.
4) Meydani, M. et al. (1994). *FASEB J.*, **8**:A415.
5) Shibata, Y. et al. (1997). *J. Immunol.*, **159**:2462.
6) Shibata, Y. et al. (2000). *J. Immunol.*, **164**:1314.
7) Tachibana, H. et al. (2000). *Biochem. Biophys. Res. Commun.*, **280**:53.

4.11 低アレルゲン性食品

　食品アレルギー患者にとって，栄養価や嗜好性を損なわずにアレルゲン性を低下させた食品の開発は，必要な栄養の摂取という面のみならず，食生活の充実（quality of life の向上）の観点からも切実な要望であろう．低アレルゲン性食品は開発する企業にとっても有望な市場になりうるので，これまでにも各種の低アレルゲン食品が開発されてきた．

米

　米アレルギーについては，日本人の主食でもあることから非常に重要視されてきた．すでに主要なアレルゲンであるグロブリン，アルブミン，グルテンなどを酵素分解，高圧処理などにより除去した低アレルゲン米が実用化されており，「ファインライス」は厚生労働省の「特定保健用食品」（現「病者用食品」）第１号として認可される（荒井，1993）など，実用化という観点では最も進んでいるといえよう．食味の改善，低アレルゲン米に適した品種開発などの研究も実用化の観点で精力的に行われている（粉川，2000）．また，遺伝子組み換えを利用した低アレルゲン米の作成も研究されている．

牛乳

　牛乳アレルギーは特に乳幼児に多く，牛乳は栄養価が高いため食生活から除去するのはきわめて困難である．酵素分解による低アレルゲン化は牛乳においても実用化されており，牛乳アレルギー患者用の調製粉乳が複数市販されている．こ

れらの多くはカゼインを主原料とし，低分子化したものであり，味覚面での悪影響も改善されつつある(榎本，1996)．また，アレルゲンをタンパク質工学的に改変する試みも行われているが，実用化は将来の課題である．

卵

卵については卵白オボアルブミン，オボムコイドなど，卵白タンパク質が主要なアレルゲンであり，酵素処理，加熱処理，脱オボムコイド処理，化学的修飾などの方法で低アレルゲン化が試みられているが，残念ながら，ヒトで有用性の検討が済んだ上で市販されている製品はまだない(宇理須，1998)．卵は牛乳，大豆と並んで「三大アレルゲン」の1つであり，商品価値をもった低アレルゲン性卵の開発が待たれる．

大　豆

大豆の主要なアレルゲンは7Sグロブリンα-サブユニット，Gly m Bd 28 K, Gly m Bd 30 K であるが，最近，ガンマ線処理により7Sグロブリンα-サブユニット，Gly m Bd 28 K の2つを欠失させ，Gly m Bd 30 K についても大幅に減少させた品種の育成に成功し，実用化が期待されている (Samato, 1997)．

肉

食肉アレルギーについては，加工品によるものも含めると，発症頻度は豆類，穀物，水産物に対するアレルギーよりも高いという報告もある．食肉加工品には「つなぎ」が使用されることも多く，「つなぎ」に利用されている大豆，牛乳，鶏卵，魚肉タンパク質などがアレルゲンとなっているケースが考えられる．そこで，この「つなぎ」を含まないハム，ソーセージなどが開発され，市販もされている．また，食肉自体のアレルゲン性にも，動物種によって差があり，牛，豚，鶏肉に比べ，家兎，七面鳥肉に対するアレルゲン性は少ないとの報告がある．原因としては，これらの食肉を摂食する機会が少なく，患者が感作されていないことが考えられる．そこで，家兎，七面鳥肉を代替に使用した商品も開発，販売されている．さらに，食肉アレルゲン自体の同定も進行しており，酵素分解，高圧高温処理等による低アレルゲン化の研究なども行われている (栗﨑, 1997)．

そば

そばアレルギーは患者の出現頻度は低いものの，アレルギー症状が激しく，死に至る例もあったため，研究がここ数年急速に進んでいる．アレルゲンが複数同定され，その量的変異などを育種的に利用した低アレルゲン性新品種の研究開発

などが行われている（渡辺，2000）．

　以上実用化という観点を中心に，低アレルゲン性食品について述べてきたが，現在のところ実用化されている方法は，酵素分解などによる原因アレルゲンの除去が依然として主流である．しかし，この方法には，栄養価の損失，苦みペプチドの生成などによる風味に対する悪影響等も無視できず，低アレルゲン化は実現しても食品としては実用とならないケースもある．遺伝子組み換えによる低アレルゲン性食品の開発は盛んに研究が進んでいるが，アレルゲン性の低下という目的の達成は勿論，実用化のためには安全性の十分な確保，消費者の十分な理解なども欠かせないものとなろう．

〔橘内克弘〕

文　献

1) 荒井綜一 (1993). 酪農科学・食品の研究, **42**(6):233.
2) 榎本　淳 (1996). 乳の科学（上野川修一編），p.135，朝倉書店.
3) 粉川　聡 (2000). *Gamma Field Symposia.,* **37**(3):9.
4) 栗﨑純一 (1997). 食肉の科学, **38**(2):213.
5) Samoto, M. *et.al.* (1997). *Biosci. Biotech. Biochem.,* **61**(12):2148.
6) 宇理須厚雄 (1998). 卵の科学（中村　良編），p.136，朝倉書店.
7) 渡辺　満 (2000). 農林水産研究文献解題 No.25（農林水産技術会議事務局編），p.105，農林統計協会.

おわりに

　読者の方々は，本書から食品を通してみた免疫学・アレルギー学についてどう感じられたであろうか．

　現在，免疫学，発生学，脳神経科学などいろいろな生物系分野が注目を集めているが，それぞれの分野の特徴，いわば「カラー」は薄れているといわれる．どの分野も結局はゲノム配列に基づいた生物体の理解を試みており，分野の違いは単に異なるゲノム配列に注目するだけであるとすれば納得できる．ただしゲノム配列がコードする遺伝子は非常に数多く，理解は困難である．

　一方，免疫学はゲノム配列では解決の困難な別の問題をすでに示した．T細胞やB細胞ではランダムな現象も含めた再構成などによって生殖系とは異なる遺伝子構造がつくられ，選択の過程で多く細胞が死滅する．ゲノム配列をいくら眺めても最終的にできる機能的リンパ球のレパートリーの予想は現段階では難しい．しかもそのレパートリーは完全ではなく，いつ自己免疫疾患やアレルギーなどを引き起こしても不思議ではない危険なものである．

　免疫学は，自己・非自己の識別を通じて自己とは何かを教えてくれる．免疫系は自己に寛容だが，非自己を排除する．ところが食品は非自己であるが排除されない．注目を集める danger theory によれば，免疫系は危険なものに対してのみ発動する．しかし食品は弱い応答を誘導したり，積極的にシグナルを送って寛容を引き起こしており，危険ではないのに応答を引き起こさないわけでもない．自己や危険な非自己の位置づけは比較的明解だが，食品が生物の進化の過程でどうとらえられ，その結果どのようにゲノム配列に刻み込まれたのか，あるいは刻み込まれなかったのか明らかではない．

　読者の方々にも，本書の執筆者たちが感じているこの分野の「カラー」をぜひ感じとっていただきたい．少なくとも，免疫学・アレルギー学が扱うものを前にして，執筆者たちが日々熱い心でそれに立ち向かっていることをおわかりいただければ幸いである．

〔飴谷章夫〕

おわりに

＊

　近年，食品には従来の栄養学的機能を超えた機能分子が含まれることが明らかとなる中で，食品アレルギーをはじめとしたアレルギー疾患の増加を背景に，食品成分の免疫系に対する作用が注目をうけてきた．

　とはいえ，食品成分が免疫系に対して作用するのも当然のことにも思える．免疫系は外来異物を認識するシステムであり，食品成分も外来異物である．進化の過程で，病原性微生物などに対する応答性を獲得する一方で，食品成分に対しては，認識しつつも，過剰な応答をせず，調節を担う役割を与えられたのが当然の結果であろう．生物は外在性因子との相互作用により外界の情報を得てこれに対し応答し，恒常性を保つものであり，免疫系はこのような恒常性を調節するシステムの代表的なものである．そして，摂食行動により取り込まれる食品は，外在性因子の最も重要なものの1つである．

　一方で，食品とアレルギー・免疫との関係について実験科学としてはようやく基礎固めができたところであろう．獲得免疫系における食品成分の認識応答の中心的役割を果たすのがT細胞・B細胞の抗原レセプターによるタンパク質抗原の認識であるが，これには抗原特異的抑制機構である経口免疫寛容，そして，抗原特異的IgA抗体産生がある．両現象とも古くから知られているにもかかわらず未解明な点が多く残され，最近になって次々と新事実が明らかになっている．一方で，食品微生物が免疫系に作用することが明らかになってきたが，微生物に対する自然免疫系の認識機構に重要な役割を果たすことが最近明らかになったTLR受容体ファミリーがその認識に関わることが予想される．抗原レセプターを介さないで作用すると考えられる他のさまざまな食品成分についても合わせ，その作用機序の解明が待たれる．また，応用面としての目標は当然基礎研究の成果をいかした食品開発であろうが，このためにヒトにおける効果のより詳細な検討があろう．食品アレルギーの発症機構の解明も重要な最終目標である．何といっても，経口摂取した物質と免疫系の相互作用は，きわめて重要な生命現象なのである．今後の研究の発展に多いに期待したい．

〔八村敏志〕

おわりに

＊

　食べ物は「栄養になる」,「おいしい」だけではすまされず，特に先進諸国においては,「健康になる」ためのものであることが要求される時代である．一方で，狂牛病問題，食中毒事件を背景として，食品には高度の安全性が求められている．その中で食品中に含まれるアレルゲン表示の義務化も開始された．このような時代の要請のもと，からだの健康を保つ生体防御機構をつかさどりアレルギー発症に関わる免疫系と食品との関係が，学問的な研究対象としての重要性を増しつつある．

　本書は折しも編者である上野川修一先生の退官とほぼ時を同じくして上梓される．上野川先生は，免疫学が大きく進展したこの 20 年以前から，一貫して食品科学と免疫学の境界領域を対象として研究を続けてこられた．本書は上野川先生の教育・研究の集大成というべきものであり，まさにこの学際的研究領域が「食品免疫学」という一つの学問分野として誕生したことを祝うものであるといえる．上野川先生の教示を受けたものとしては，本書の誕生に執筆者の一人として参加できたことを大変うれしく思っている．

　本書をお読みいただいた読者はすでにお気づきのことと思われるが，食品が免疫系に及ぼす影響およびその作用機構についての知見は，まだまだ非常に限られたものであるといわざるを得ない．また，これまでは免疫学の基礎的な知見に基づいて，食品成分による免疫応答の変化を調べる研究が主であった．今後は逆に，食品が免疫系に及ぼす影響に関する知見から，免疫学の本質に迫るような発見が生まれることを期待したい．われわれ後進の使命は，本書の読者とともに「食品免疫学」を大きく発展させていくことであると心得ている．

　最後に，筆者を興味つきない研究の世界に導き，長年にわたり常に叱咤激励していただいた上野川先生に対して深い感謝の意を表し，筆をおきたい．

〔戸塚　護〕

主要略語一覧

APC	antigen presenting cell	抗原提示細胞
BCR	B cell receptor	B 細胞(抗原)レセプター
BRM	biological response medifiers	生物応答修飾剤
CCR	CC receptor	CC レセプター
CD	cluster of differentiation	分化抗原群
CDR	complementary determing region	相補性決定領域
CMIS	common mucosal immune system	共通粘膜免疫システム
CP	cryptopatch	クリプトパッチ
CTL	cytotoxic T lymphocyte	細胞傷害性 T 細胞
CXCR	CXC receptor	CXC レセプター
Fab	fragment antigen binding	抗原結合部位
Fc	fragment crystal	結晶化部位
FDC	follicular dendritic cell	濾胞樹状細胞
GALT	gut-associated lymphatic tissue	腸管関連リンパ組織
HLA	human leukocyte antigen	ヒト白血球抗原
IEC	intestinal epithelial cell	腸管上皮細胞
IEL	intraepithelial lymphocyte	腸管上皮細胞内リンパ球
IFN	interferon	インターフェロン
Ig	immunoglobulin	免疫グロブリン
IL	interleukin	インターロイキン
LPL	lamina propria lymphocyte	粘膜固有層リンパ球
MHC	major histocompatibility gene complex	主要組織適合遺伝子複合体
OM	ovomucoid	オボムコイド
OVA	ovalbumin	オバルブミン（卵白アルブミン）
SCID	severe combinant immunodeficiency	重篤複合免疫不全
SFB	segmented filamentous bacteria	セグメント細菌
TCR	T cell receptor	T 細胞(抗原)レセプター
Th	helper T cell	ヘルパー T 細胞
TJ	tight junction	タイトジャンクション
TLR	Toll-like receptor	Toll-like レセプター
TNF	tumor necrosis factor	腫瘍壊死因子

索　引

和文索引

ア　行

アイソタイプ　57
アダプター分子　54
アトピー　134
アトピー性皮膚炎　53, 59, 118, 138, 171
アナジー　4, 153, 155, 159
アナジー T 細胞　159, 160
アナフィラキシー　131, 175
アナフィラキシーショック　140
アナフィラキシー反応　118
アナログペプチド　176
アポトーシス　3, 54, 153, 155, 158
アレルギー　52, 59, 111, 146, 167, 174
アレルギー遺伝子　134
アレルギー遺伝子座　135
アレルギー患者　184
アレルギー症状　43
アレルギー性結膜疾患　59
アレルギー性鼻炎　59, 131
アレルギーの修飾　185
アレルギーモデル動物　137
アレルギー抑制作用　172
アレルゲン　59, 112, 121, 131, 161
アレルゲン特異的 IgE 抗体　115
アレルゲン特異的 Th 2 細胞　175
アレルゲン特異的免疫療法　163

イソマルオリゴ糖　168
I 型アレルギー　31, 131
I 型糖尿病　31, 164
I 型ヘルパー T 細胞　29
遺伝子改変マウス　85
遺伝子再編成　56
遺伝子治療　152
インターフェロン（IFN）　49
インターロイキン（IL）　49, 60, 153, 156, 167, 173
インテグリン　100

インバリアント鎖　48
衛生仮説　59, 111
えびアレルゲン　129
エフェクター T 細胞　29
エフェクター機能　42
エフェクター細胞　12
炎症性細胞　79
炎症性腸疾患　166
炎症反応　11
円柱上皮細胞　74
エンドサイトーシス　26, 48
エンドソーム　48

オートクライン　49
オバルブミン（OVA）　124
オボアルブミン　178
オボトランスフェリン　125
オボムコイド（OM）　123, 190
オリゴ糖　168, 181

カ　行

海藻　180
解剖学的障壁　10
潰瘍性大腸炎　166
化学物質とアレルギー　141
カスパーゼ　33
活性化 B 細胞　39
過敏性肺炎　59
カプリン酸　99
花粉症　121, 141, 177
ガラクトオリゴ糖　168
顆粒球系細胞　79
カルシニューリン阻害剤　64
加　齢　61

気管支喘息　131, 141
危険の認識　2
キシレン　141
キシロオリゴ糖　168
キチン　185, 188
基底顆粒細胞　76, 77

キトサン　188
吸収上皮細胞　76, 77
牛乳アレルギー　189
牛乳アレルゲン　126
共刺激分子　26
胸　腺　24
　——の退縮　61
胸腺依存性 IEL　86
胸腺非依存性 T 細胞　73
胸腺非依存的 IEL　82
胸腺ホルモン　61
共通サイトカイン受容体　85
共通粘膜免疫システム（CMIS）　103
巨核球系前駆細胞　20
キラー T 細胞　9, 29

クラススイッチ　57, 104, 107
グラム陽性菌　111, 147, 173
グランザイム　33
グリアジン　129
クリプトパッチ（CP）　67, 68, 71, 79, 82
グルカン　185
グルココルチコイド　63
グルテニン　129
クロストリジウム　168
グロブリン　130
クロルピリホス　141
クローン消去　153
クローン病　102, 166

経口免疫寛容　68, 73, 76, 95, 108, 122, 146, 153, 159, 166, 171
　——の誘導　150, 154
経口免疫療法　161
結核菌　111
血小板活性化因子　133
ケミカルメディエーター　60
ケモカイン　51
ケモカインレセプター　51
限界希釈法　45

索　引

抗ウイルス作用　49
好塩基球　21, 60
口腔アレルギー症候群　118
抗　原　13, 18
抗原結合能　42
抗原決定基　15
抗原提示　46
抗原提示細胞（APC）　3, 13, 25, 27, 77, 93
抗原特異性　11
抗原特異的 IgA 抗体　105
抗原特異的免疫応答能低下　154
抗原認識の多様性　1
抗原の腸管透過　97
好酸球　21, 60
抗腫瘍作用　49
甲状腺炎　31
高親和性 IgEFc レセプター　60
抗　体　1, 18, 40, 56
好中球　21, 141
酵母細胞壁　184
枯草菌　172
骨　髄　2
骨髄球系前駆細胞　20
5 番染色体 q　136
小麦アレルゲン　128
米アレルギー　189
孤立リンパ小節　104
コレステロール　55, 183

サ　行

細　菌　69
サイクロスポリン A　64
再生医療　152
臍帯血　20, 21
サイトカイン　7, 33, 48, 49, 95, 178
サイトカインネットワーク　50
サイトカインレセプター　50
細胞傷害性 CD 8 T 細胞　33
細胞傷害性 T 細胞（CTL）　29
細胞増殖因子　49
細胞増殖や成熟・分化の調節作用　49
細胞内情報伝達　159
細胞分化因子　49
細胞免疫療法　51
細胞融合　43
ザイモサン　184
杯細胞　76

サッカロミセス属酵母　172
サプレッサー T 細胞　29
サルモネラ　90
三分子複合体　15

シェーグレン症候群　58
シグナル伝達の解析　152
自己と非自己の免疫調節　148
自己・非自己認識　1, 2, 12
自己免疫寛容　6
自己免疫疾患　58, 150, 154, 166
——の治療　163
自己免疫性萎縮性胃炎　58
自己免疫性甲状腺疾患　58
脂質マイクロドメイン　55
自然 IgA 抗体　105
自然免疫　1, 10
11 番染色体 q　136
12 番染色体 q　137
13 番染色体 q　137
樹状細胞　26, 79, 88
腫瘍壊死因子（TNF）　49
主要組織適合遺伝子複合体（MHC）　3, 13, 15, 24, 32, 37, 45, 58
消化管における免疫病　72
小腸常在菌　109
小腸免疫系　108
上皮系　76
食肉アレルギー　190
食品アレルギー　59, 69, 96, 111, 155
——における免疫反応　131
——の診断　115
——の治療　116
食品アレルギーモデルマウス　139
食品アレルゲン　96, 120, 121
食品抗原　68, 94, 96
食品添加物　142
食物性じんま疹　118
じんま疹　59, 131

髄　質　61
スサビノリ　180
ステロイド　63
ストローマ細胞　107
スフィンゴ脂質　55

生理学的障壁　10
赤芽球系前駆細胞　20

セグメント細菌（SFB）　109
接触じんま疹　117
接触皮膚炎　59
セルロース　187
セレクチン　102
セレン　146
全身性アナフィラキシー　134
全身性エリテマトーデス　58
全身性自己免疫疾患　31, 58
喘　息　59

臓器特異的自己免疫疾患　31, 58
早期誘導反応　11
造　血　22
造血幹細胞　2, 20, 21
造血系　23
総血清 IgE 量　135
相補性決定領域（CDR）　37
即時型反応　131
組織適合遺伝子　45
組織適合性　21
そばアレルギー　190
そばアレルゲン　129

タ　行

体細胞突然変異　57, 107
胎児内大動脈-生殖隆起-中腎領域　20
大豆アレルギー　190
大豆アレルゲン　130
大腸常在性細菌　109
タイトジャンクション（TJ）　77, 98
胎盤透過性　42
タクロリムス　64
多糖類　186
多発性硬化症　164
卵アレルギー　116, 122, 190
卵アレルゲン　122
タラアレルゲン　129
対立遺伝子　58
単　球　21, 79
担子菌由来の糖タンパク質　187
超可変部　42
腸間上皮　94
腸管上皮細胞（IEC）　67, 76, 79, 97
腸管上皮内 T 前駆細胞　71
腸管上皮内リンパ球（IEL）　67,

79
腸間膜リンパ節 94
腸管免疫 67
腸管免疫系 177
腸管免疫システム 73
腸球菌 172
調節性T細胞 27, 29, 153
調節性細胞 164
腸内細菌 70, 90, 108, 147, 155, 166
——と免疫 165
——とMHCタイプ 167
腸内細菌叢 166, 186
腸内細菌叢改善効果 185
腸内フローラ 108, 170
腸粘膜リンパ細胞 166

低アレルゲン性食品 189
定常部ドメイン 42
適応免疫 1, 11
デンプン 187

特異的IgE抗体測定 116

ナ行

納豆菌 172
難消化性オリゴ糖 168

2S-グロブリン 130
II型ヘルパーT細胞 29
乳酸菌 171
乳タンパク質由来ペプチド 187
ニワトリ血清アルブミン 125

ヌクレオチド 177
ヌードマウス 83

ネガティブ選択 24
ネクローシス 3
粘膜固有層 67, 79, 81, 94, 106
粘膜固有層リンパ球 (LPL) 77, 79
粘膜免疫実効組織 81
粘膜ワクチン 88

ハ行

パイエル板 67, 74, 76, 88, 94, 103, 106, 154
ハイブリドーマ 44
バクテロイデス 168
バチルス属細菌 172
パネト細胞 76
パーフォリン 9, 33
パラクライン 49

皮質 61
微絨毛 77
ヒスタミン 133
微生物抗原の認識 3
ビタミンE 146
非特異炎症性腸疾患 72
ヒト免疫グロブリン 41
ピーナッツアレルゲン 130
ビフィズス菌 111, 147, 166
皮膚炎モデルマウス 138
皮膚テスト 119
病原細菌 70
標的細胞 33
ビール酵母エキス 184

フィブロネクチン 101
ブドウ膜炎 164
フラクトオリゴ糖 168
プレB細胞 38
プレバイオティクス 168, 186
プロB細胞 38
プロスタグランジン 133
プロテインA 42
プロテインG 42
プロバイオティクス 82, 110, 167, 170, 172, 186
プロバイオティクス乳酸菌 171
分泌型IgA 81
分泌小片 81

ペプチド 175
ペプチドグリカン 168
ヘルパーT細胞 (Th) 30, 177

ポジティブ選択 24
ホーミング 81, 100
ポリIgレセプター 81
ポリクローナル抗体 43
ホルムアルデヒド 141

マ行

マクロファージ 21, 26, 79, 141
マクロファージ活性化作用 180
マクロファージ貪食作用 185
マスト細胞 21, 60, 79
慢性GVH 31
慢性関節リウマチ 58, 164

ミエローマ 44
ミルクアレルギー 116

無菌動物 107

メモリーB細胞 29, 92
メモリーT細胞 29
免疫 1
免疫・アレルギーの制御 145
免疫遺伝子 56
免疫応答制御物質 63
免疫応答の制御 49
免疫学的記憶 1, 12
免疫寛容の制御 27
免疫寛容の誘導 148
免疫グロブリン (Ig) 4, 40, 56
免疫グロブリンA 113
免疫系の老化 61
免疫細胞の分化 22
免疫修飾 180, 182, 184, 186
免疫調節 186
免疫不全マウス 83
免疫ミルク 182

モノカイン 49
モノクローナル抗体 43, 45

ヤ行

薬物アレルギー 59

有機スズ化合物 143
誘導組織 81
誘導的造血 22
誘発アナフィラキシー 134

IV型アレルギー 185

ラ行

ラクトスクロース 168
ラクトバチルス菌 111
ラフィノース 169
卵黄嚢 22
ランゲルハンス細胞 26
卵白アルブミン (OVA) 169, 190

索　引

卵白アルブミン特異的 T 細胞受
　　容体トランスジェニックマウ
　　ス　81

リウマチ患者　184
リウマチ熱　58
リゾチーム　123, 125

リポテイコ酸　3, 173
リポポリサッカライド　3, 168
リン脂質　187
リンパ球系前駆細胞　20
リンパ球のシグナル受容体　53

レセプター　1

ロイコトリエン　133
6 番染色体 p　136
濾胞域　74
濾胞樹状細胞（FDC）　101
濾胞上皮細胞　106
ローリング　100

欧 文 索 引

$\alpha_4\beta_1$　102
$\alpha_4\beta_7$　53, 101
$\alpha L\beta 2$　101
α_{s1}-カゼイン　126
α_{s1}-カゼイン特異的 IgE 抗体
　　127
$\alpha\beta$IEL　108
$\alpha\beta$ 型 TCR　28, 86, 95

$\beta 2$ ミクログロブリン　25, 47, 79
β-アガラーゼ I 様　181
β-グルカン　185, 187
β-コングリシニン　130
β-ラクトグロブリン　126, 128

$\gamma\delta$ 型 TCR　28, 86, 95

κ 鎖　56

＊

AGM 領域　20

B 1 細胞　39, 104, 106
B 2 細胞　38, 104
B 1 分子　3
B 2 分子　3
B 7 分子　26
B 27　3
BCR　53
Bifidibacterium infantis　166
BLNK/SLP-65　54
B 細胞　26, 38, 91, 96
B 細胞エピトープ　17, 19
B 細胞系形質細胞　80
B 細胞抗原レセプター（BCR）
　　53, 54
B 前駆細胞　20

C 8 抑制性 T 細胞　149
Ca^{2+} 経路　54

calcium 系　159
CCR 3　52
CCR 4　52
CCR 5　52
CCR 6　53
CCR 8　52
CC ケモカイン　52
CD 1 d　79
CD 4 CD 25 T 細胞　35
CD 4^+ CD 25^- 調節性 T 細胞
　　150
CD 4 T 細胞　25, 27, 29, 30, 79
CD 4 T 細胞サブセット　30
CD 4 分子　16, 29
CD 8 $\alpha\alpha$ 型 IEL　85
CD 8 $\alpha\alpha$ 分子　32, 34, 68
CD 8 $\alpha\alpha$ ホモダイマー　86
CD 8 $\alpha\beta$ 分子　32
CD 8 $\alpha\beta$ ヘテロダイマー　86
CD 8 T 細胞　25, 29, 32, 33, 79,
　　149
CD 8 分子　16, 29, 32
CD 11 b^+ CD 8 α^- 樹上細胞　89
CD 11 b^- CD 8 α^+ 樹上細胞　89
CD 11 c　84
CD 25^+　31
CD 25^+ CD 4^+ T 細胞　157
CD 25 分子　29
CD 28　53
CD 28 分子　156
CD 38　91, 93
CD 40　53
CD 45 RO^+　81
CD 80　26, 92
CD 86　26, 92
CD 154 分子　48
CDR　37
CDR 1　37
CDR 2　37
CDR 3　38

Celiac 病　72
CLIP　48
clostidia　108
Closridium perfringens　166
CMIS　103, 104
CP　79
CpGDNA　173
$CR\gamma$　85
CSA　125
CTL　29
CTLA　3
CTLA-4　35
CXCL 16　52
CXCR 3　52
CXC ケモカイン　52
C 遺伝子　56

danger model　147
D セグメント　56

ELC　52

$Fc\varepsilon RI$　60
fyn　54

GALT　83, 88
GATA　8, 31
Fc レセプター　42
GM-CSF　60, 64

HAT 選択　44
HEL　125
HEV　101
HLA-A, -B, -C　46
HLA-DR, -DQ, -DP　46
H 鎖　41, 56

IBD　72
IEC　76, 79
IEL　79, 82, 84, 85, 95, 108, 179

199

IFN-8　30
IFN-γ　7, 27, 33, 50, 86, 89, 157, 171, 174, 178, 188
IgA　39, 40, 68, 77, 91, 107
IgA クラススイッチ　93
IgA 形質細胞　81
IgA 抗体　93
IgA 抗体産生　105
IgA 産生　76, 90, 103, 179
IgA 産生細胞　68, 108
IgD　39, 40
IgE　39, 40, 112, 122, 175
IgE 抗体　122, 131
IgE 産生　141, 171
IgG　39, 40
IgM　39, 40
Ig 遺伝子　56
IL-2　31, 49, 64, 85, 160, 188
IL-2 R　85
IL-2 シグナル伝達　160
IL-3　59, 64, 136
IL-4　7, 27, 31, 34, 49, 54, 60, 64, 81, 89, 95, 132, 136, 157, 171, 178, 188
IL-4 R　85
IL-5　7, 27, 31, 60, 64, 81, 89, 93, 105, 132, 136, 171
IL-6　60, 81, 90, 173
IL-7　179
IL-7 R　85
IL-7 産生　96
IL-8　173
IL-9　60, 136
IL-9 R　85
IL-10　27, 31, 34, 50, 90, 95, 132, 154
IL-12　7, 27, 31, 171, 179
IL-13　7, 31, 60, 132, 136
IL-15 R　85

J セグメント　56, 58

Lactobacillus　171
LARC　52
LAT　54, 159
Lck　54
LGG　171
LPL　77, 79

lyn　54
L 鎖　41, 56
L-セレクチン　101

MAdCAM-1　101, 102
MAPK 系　159, 160
MDC　53
MHC　13, 15, 24, 45, 58, 167
MHC 遺伝子　46
MHC クラス I 分子　16, 25, 32, 37, 45, 47
MHC クラス II 分子　3, 13, 16, 25, 37, 45, 47, 75, 132
MHC 拘束性　24
MICA/B　87
MIP　52
MIP-3α　89
MIP-3β　89
M 細胞　74, 77, 92, 97, 98

NC/Nga マウス　185
NF-AT　64
NF-ATc　160
NF-ATp　160

OKT-3　64
OM　123
OT　125
OVA　124, 178
OVA 特異的 IgA　172

PAF　133
PCV　100, 101
PLC-γ　54, 159

RANTES　52
Ras-MAPK 経路　54

SC　81
SCID マウス　84
SED　74
SFB　109
SLC　52
S-IgA　81
Src 型チロシンキナーゼ　54
Syk　54

TAP 分子　47

TARC　52
T-bet　8, 31
TCR　1, 13, 15, 24, 25, 28, 36, 53, 56, 85
TCR アンタゴニスト　177
TCR 遺伝子　57
TD-IEL　86
TGF-β　27, 34, 49, 52, 76, 90, 95, 105, 153, 157, 162, 179
Th 1 細胞　7, 27, 29, 50, 52, 157, 163
Th 1/Th 2 バランス　170, 178
Th 2 型サイトカイン　95, 103, 104, 141
Th 2 細胞　7, 27, 29, 31, 52, 59, 157, 161, 175
——の応答　90
Th 3 細胞　27, 34, 90, 157
Thy-1 分子　84
TJ　98
TLR　3, 10
TNF-α　33, 181
TNF-β　30, 33
Toll-like レセプター（TLR）　3, 10, 167, 174
Tr 1 細胞　27, 34
Tr 細胞　34
T 細胞　85, 89
T 細胞 B 細胞相互作用　18
T 細胞エピトープ　13, 16, 19, 175
T 細胞抗原レセプター（TCR）　1, 13, 24, 25, 28, 36, 53, 56, 85
T 細胞シグナル伝達　61
T 細胞分化　24, 27
T 前駆細胞　20

VAP-1　101
vav　54
VCAM-1　101
VMAP-1　101
V 遺伝子　56
V セグメント　56, 58

XCR 1　52

ZAP-70　54, 159

編集者略歴

上野川修一
（かみ の がわ しゅう いち）

1942年　東京都に生まれる
1968年　東京大学大学院農学研究科修了
現　在　東京大学大学院農学生命科学研究科
　　　　教授・農学博士

食品とからだ
　―免疫・アレルギーのしくみ―　　　　　　定価はカバーに表示

2003年 1 月25日　初版第 1 刷
2004年 9 月30日　　第 3 刷

編集者　上　野　川　修　一
発行者　朝　倉　邦　造
発行所　株式会社　朝　倉　書　店
　　　　東京都新宿区新小川町6-29
　　　　郵 便 番 号　1 6 2 - 8 7 0 7
　　　　電　話　03(3260)0141
　　　　F A X　03(3260)0180
　　　　http://www.asakura.co.jp/

〈検印省略〉

© 2003〈無断複写・転載を禁ず〉　　　　新日本印刷・渡辺製本

ISBN 4-254-43082-5　C 3061　　　　　　Printed in Japan

日本動物細胞工学会編

動物細胞工学ハンドブック

43068-X C3061　　B5判 368頁 本体16000円

進展著しい動物細胞工学に関する約150の事項の最先端の知見と技術を紹介。〔内容〕動物細胞工学の基礎／機能性細胞培養法／細胞のライフサイクルと動物細胞工学／動物細胞機能の制御／機能性細胞を用いた評価法／培養工学／生理活性物質と動物細胞工学／動物細胞と糖鎖工学／人工臓器／遺伝子操作動物の創出と利用／遺伝子治療と細胞治療／免疫学と動物細胞工学／抗体工学と動物細胞工学／畜産学への応用／水産学への応用／宇宙空間と細胞工学／生産物とプロセスの法的規制

信州大 細野明義・日本獣医大 沖谷明紘・
京大 吉川正明・京女大 八田 一編

畜産食品の事典

43079-5 C3561　　A5判 528頁 本体17000円

畜産食品はその栄養機能の解明とともに，動物細胞工学技術の進展により分子レベル・遺伝子レベルでの研究も目覚ましい。また免疫・アレルギーとの関係や安全性の問題にも関心が高まっている。本書は乳・肉・卵および畜産食品微生物に関連する主要テーマ125項目について専門としない人達にも理解できるよう簡潔に解説を付した。〔内容〕総論（畜産食品と食文化／畜産食品と経済流通／畜産・畜産食品と環境／衛生・安全性・関連法規）各論（乳／食肉／食用卵／畜産食品と微生物）

前東大 山内邦男・前日本獣医大 横山健吉編

ミルク総合事典

43048-5 C3561　　A5判 568頁 本体23000円

学会・産業界の協力をえて，乳と乳製品のすべてについて専門家でない人々にも理解できるよう書かれたハンドブック。〔内容〕乳と乳製品の科学（種類，生産，理化学的性質，組織構造と物性，微生物）／乳と乳製品加工技術（生乳の集乳と送乳，飲用乳，乳製品，分離技術，プロセス制御）／乳製品の検査と管理（生物学的試験法，物理化学的試験法，乳成分試験法，製品試験法，特殊な試験）／乳素材の利用（調理，製菓・製パン用乳素材，牛乳）／乳製品生産における配合計算／他

東大 上野川修一編
シリーズ〈食品の科学〉

乳の科学

43040-X C3061　　A5判 228頁 本体4200円

乳蛋白成分の生理機能等の研究や遺伝子工学・発生工学など先端技術の進展に合わせた乳と乳製品の最新の研究。〔内容〕日本人と牛乳／牛乳と健康／成分／生合成／味と香り／栄養／機能成分／アレルギー／乳製品製造技術／先端技術

日大 中村 良編
シリーズ〈食品の科学〉

卵の科学

43071-X C3061　　A5判 192頁 本体4200円

食品としての卵の機能のほか食品以外の利用なども含め，最新の研究を第一線研究者が平易に解説。〔内容〕卵の構造／卵の成分／卵の生合成／卵の栄養／卵の機能と成分／卵の調理／卵の品質／卵の加工／卵とアレルギー／卵の新しい利用

前東北大 山内文男・前東北大 大久保一良編
シリーズ〈食品の科学〉

大豆の科学

43033-7 C3061　　A5判 216頁 本体4200円

古来より有用な蛋白質資源として利用されている大豆について各方面から解説。〔内容〕大豆食品の歴史／大豆の生物学・化学・栄養学・食品学／大豆の発酵食品（醤油・味噌・納豆・乳腐と豆腐よう・テンペ）／大豆の加工学／大豆の価値と将来

前医科歯科大 矢田純一著
図解生物科学講座1

免疫学

17581-7 C3345　　B5判 176頁 本体3800円

複雑・難解な免疫学を83項目で平易に絵解きで解説した教科書。〔内容〕免疫系／抗体／B細胞／主要組織適合性遺伝子複合体／T細胞／リンパ球／補体／食細胞／負の免疫反応／感染と免疫／異質細胞の排除／免疫系の異常

上記価格（税別）は2004年8月現在